Nasreen Jan

Eficácia da cefuroxima e da ampicilina-sulbactam em cirurgia

Nasreen Jan

Eficácia da cefuroxima e da ampicilina-sulbactam em cirurgia

ScienciaScripts

Cover image: www.ingimage.com

This book is a translation from the original published under ISBN 978-613-8-50313-2.

Publisher:
Sciencia Scripts
is a trademark of
Dodo Books Indian Ocean Ltd. and OmniScriptum S.R.L publishing group

120 High Road, East Finchley, London, N2 9ED, United Kingdom
Str. Armeneasca 28/1, office 1, Chisinau MD-2012, Republic of Moldova, Europe
Printed at: see last page
ISBN: 978-620-8-17778-2

Índice

Capítulo 1

INTRODUÇÃO

A crescente emergência global de resistência antimicrobiana e a transição para a era dos cuidados geridos que exigem procedimentos cirúrgicos limpos específicos com contenção de custos e garantia de qualidade são os dois principais factores que realçam a necessidade de otimizar a utilização de antibióticos profiláticos em cirurgia.

Os cirurgiões deparam-se com uma vasta gama de condições infecciosas, incluindo infecções por um único agente patogénico estabelecido em tecidos moles, infecções intra-abdominais polimicrobianas e infecções nosocomiais resistentes, tais como pneumonias associadas ao ventilador ou pneumonias por aspiração.[1]

A profilaxia antimicrobiana representa uma abordagem única e é agora uma parte bem aceite dos cuidados padrão para reduzir a incidência de infeção da ferida associada à maioria dos procedimentos cirúrgicos.

O principal objetivo da profilaxia antimicrobiana é reduzir a incidência de infeção da ferida e não minimizar a importância de outras medidas destinadas a reduzir a contaminação bacteriana.[2] A infeção da pele incisada ou dos tecidos moles é uma complicação comum, mas potencialmente evitável, dos procedimentos cirúrgicos. É inevitável alguma contaminação bacteriana da infeção do local da cirurgia, proveniente da flora do próprio doente ou do ambiente.[3]

A profilaxia antibiótica administrada de forma adequada não só reduz a incidência de infeção da ferida cirúrgica,[4] como também inibe o crescimento de bactérias contaminantes e a sua aderência aos implantes protésicos.[5] Por outro lado, a administração inadequada de antibióticos aumenta a prevalência de bactérias resistentes aos antibióticos[6] e predispõe o doente a infecções por organismos como o clostridium difficile, uma causa de colite associada aos antibióticos.[7]

Um inquérito realizado no Reino Unido em 157 hospitais em 1993-94 revelou que a prevalência de infeção da ferida era de 2,6% entre 12947 doentes em oito especialidades cirúrgicas, variando entre 15% em neurocirurgias e 6,2% em cirurgias vasculares.[3] As infecções do sítio cirúrgico são complicações comuns dos cuidados de saúde, ocorrendo em 2-5% após cirurgias extra-abdominais limpas e em até 20% dos doentes submetidos a procedimentos intra-abdominais.[8] Os estudos que acompanham os doentes no período pós-alta registaram taxas ainda mais elevadas de infecções da ferida pós-operatória.[9] As infecções de feridas pós-operatórias têm um enorme impacto na qualidade de vida dos doentes e contribuem substancialmente para o custo financeiro dos cuidados prestados aos doentes. As potenciais consequências para o doente vão desde o aumento da dor e dos cuidados a ter com uma ferida aberta até à septicemia e mesmo à morte.[4] Aproximadamente um milhão de doentes sofrem deste tipo de infecções de feridas todos os anos nos Estados Unidos, prolongando o internamento hospitalar por uma semana e aumentando o custo da hospitalização em 20%.[10]

A necessidade de diretrizes sobre a profilaxia antibiótica cirúrgica foi confirmada por uma série de auditorias. Em Aberdeen, verificou-se que 62% dos doentes receberam mais de três doses de profilaxia antibiótica para cirurgia geral ou ortopédica.[11] Em Tayside, apenas 12% continuaram a profilaxia antibiótica durante mais de 24 horas.[12] No entanto, uma dose única de antibiótico antes da operação é profilaxia suficiente para a maioria dos procedimentos cirúrgicos. Mas a seleção de um antibiótico deve ser considerada com base no espetro de atividade, no procedimento cirúrgico, na relação custo-eficácia e na emergência de resistência antimicrobiana.

Os objectivos da administração profilática de antibióticos a doentes cirúrgicos são

- reduzir a incidência de infeção do local da cirurgia. O valor desta redução da incidência de infeção do local da cirurgia está relacionado com a gravidade das consequências da infeção do local da cirurgia, por exemplo, diminuição da mortalidade pós-operatória na anastomose do cólon,[13] ou redução da morbilidade pós-operatória a longo prazo na cirurgia de substituição da anca.[14]

- racionalizar a profilaxia antibiótica cirúrgica para reduzir a utilização inadequada de antibióticos e, assim, minimizar as consequências de uma utilização incorrecta,[15] uma vez que as taxas de resistência aos antibióticos estão a aumentar nos hospitais.[16]
- para minimizar o efeito do antibiótico na flora bacteriana normal dos doentes[5] No entanto, é importante sublinhar que a profilaxia antibiótica cirúrgica é um complemento e não um substituto de uma boa técnica cirúrgica.[1,15]

Estudos anteriores indicaram que 80% das infecções de feridas pós-operatórias ocorrem após operações que abrem o sistema gastrointestinal ou o sistema pancreatobiliar. Entre estes, um grupo específico de doentes em que a incidência de infeção da ferida pós-operatória foi significativamente reduzida pela profilaxia antibiótica incluiu doentes submetidos a colecistectomia.[17] No entanto, o benefício máximo só foi obtido quando os antibióticos foram administrados antes do momento da inoculação, ou seja, antes da cirurgia.[18,2]

O tratamento antimicrobiano iniciado antes da contaminação é, portanto, referido como sendo profilático. No entanto, a utilização de agentes antimicrobianos como forma de prevenir infecções do local cirúrgico é ainda controversa na colecistectomia electiva. Muitos autores acreditam que a profilaxia antibiótica pode não ser necessária em doentes de baixo risco submetidos a colecistectomia electiva.[19,20]

No entanto, grandes estudos parecem sugerir que nem a colecistectomia laparoscópica nem a colecistectomia aberta devem ser realizadas sem uma profilaxia antimicrobiana pré-operatória adequada.[21] Grandes ensaios clínicos aleatórios controlados, bem como grandes meta-análises, revelaram taxas significativamente reduzidas de infecções do local cirúrgico com antibióticos profiláticos e recomendam vivamente a utilização de antimicrobianos profiláticos em doentes submetidos a cirurgia do trato biliar.[22,23] As bactérias mais frequentemente implicadas em infecções do local cirúrgico após colecistectomia incluem Escherichia coli, espécies de Klebsiella, espécies de Enterococcus e outros bastonetes gram-negativos que colonizam a bílis.[24,25] Para além da flora endógena, as bactérias exógenas que colonizam a pele podem estar implicadas, por exemplo, cocos Gram positivos, numa cirurgia limpa e contaminada. [26]

A cefazolina, bem como outras cefalosporinas, têm sido utilizadas para a profilaxia da cirurgia biliar electiva.[4] Mas, ao longo dos anos, a resposta a esta classe de antibióticos, tal como a penicilina, também se perdeu, uma vez que, anteriormente, vários organismos, incluindo especificamente os estafilococos, responderam, mas voltaram a desenvolver resistência a esta classe de antibióticos.[26] Apesar da sua ampla utilização, não têm atividade contra espécies de Enterococcus, esta limitação no seu espetro e a resistência microbiana restringem a sua utilidade nas infecções do local da cirurgia.

Por outro lado, as combinações de inibidores da penicilina-beta-lactamase de espetro alargado, como a ampicilina e o sulbactam, são eficazes contra os bastonetes gram-negativos e os anaeróbios, atingem rapidamente níveis terapêuticos após administração parentérica e, na ausência de alergia à penicilina, apresentam geralmente baixa toxicidade.[27] A adição de um inibidor da beta-lactamase alarga o espetro às Enterobactérias produtoras de beta-lactamase.[28]

Além disso, existem provas substanciais de que a terapêutica com uma combinação de beta-lactâmicos/inibidores da beta-lactamase, bem como a monoterapia com cefalosporina, constitui uma alternativa adequada e rentável aos regimes com vários medicamentos para tratar a maior parte das infecções cirúrgicas caracterizadas por infecções mistas polimicrobianas sinérgicas e também para tratar a possibilidade de resistência prevalecente aos regimes terapêuticos empíricos padrão.[29]

Assim, tendo em conta as opiniões contrárias relativas à utilização de terapia antimicrobiana profiláctica na prevenção da infeção do local da cirurgia na colecistectomia, a alteração contínua dos padrões de resistência antimicrobiana em diferentes regiões, a não disponibilidade de quaisquer dados substanciais e concretos sobre a profilaxia antibiótica na nossa instalação em Caxemira e com a ideia de gerar esses dados para dar uma nova orientação aos cirurgiões para a profilaxia antibiótica em doentes submetidos a colecistectomia electiva na nossa instalação. Além disso, a colelitíase é a doença mais comum da vida adulta em todo o mundo. No nosso país, peritos de renome observaram que a colelitíase é mais comum na Caxemira do que em qualquer outra parte da Índia. Isto deve-se provavelmente a causas menores, como o clima frio, a vida sedentária e os hábitos alimentares, para além de outras causas bem conhecidas. Embora as infecções das feridas não sejam comuns após a colecistectomia, a sua melhoria continua a ser um objetivo que vale a pena, uma vez que a colecistectomia é uma das operações mais comuns realizadas no sistema digestivo. O presente estudo foi realizado para avaliar a eficácia profiláctica da administração parentérica de dose única de Cefuroxima em comparação com a administração parentérica de dose única de Ampicilina-Sulbactam em doentes submetidos a colecistectomia electiva na Caxemira.

Capítulo 2

REVISÃO DA LITERATURA

Desde a nossa apreciação da teoria dos germes e da compreensão do seu papel determinante na sépsis da ferida, os cirurgiões tentaram manipular vários componentes da relação hospedeiro-parasita de modo a eliminar a infeção da ferida pós-operatória. A progressão de uma técnica anti-séptica para uma técnica asséptica minimizou claramente o desafio bacteriano.[30] A atenção dada às feridas cirúrgicas é exemplificada historicamente pelo tratamento de feridas de bala com uma creechle de vermes, óleo de rosas e musgo do crânio de uma múmia recolhida na lua cheia. Em 1600 d.C., a infeção de feridas era tão comum que se pensava que a vermelhidão, o calor e a purulência eram caraterísticas desejáveis da cicatrização de feridas. [th]Apesar da eficácia documentada da lavagem das mãos na redução da sepsia puerperal em meados do século XVIII, introduzida por Semmelweis, a prática generalizada da lavagem das mãos pela equipa cirúrgica só foi estabelecida no início do século XX. Após a adoção da lavagem das mãos e da utilização de batas e material esterilizado, as taxas de infeção para os procedimentos cirúrgicos aproximaram-se das taxas modernas. No entanto, as taxas de infeção para os procedimentos do trato gastrointestinal permaneceram elevadas devido à origem endógena das bactérias.[4]

No início da década de 1960, Burke JF estabeleceu a dependência crítica da eficácia profiláctica do momento da administração e, subsequentemente, da presença de níveis máximos de antibiótico no tecido no momento em que a concentração local de microrganismos seria elevada.[31]

As bases científicas da profilaxia antibiótica foram documentadas por Miles[32] . Através de experiências cuidadosamente controladas em animais de laboratório, foi demonstrado que o momento da administração do fármaco, o fornecimento de sangue ao tecido a ser afetado e a adequação do espetro antimicrobiano eram os três factores cruciais da septicemia da ferida.

O risco de infeção do sítio cirúrgico pode ser estratificado por:

- Procedimentos cirúrgicos que são categorizados em quatro classes com uma incidência crescente de contaminação bacteriana e subsequente incidência de infeção pós-operatória. Estas são:
    - Limpo - operação em que não há inflamação e em que não se entra nos tractos respiratório, alimentar e genitourinário. Não há quebra da técnica operatória asséptica.
    - Limpo contaminado - operação em que se entra no trato respiratório, alimentar ou genitourinário, mas sem derrame significativo.
    - Contaminado - operação em que se verifica uma inflamação aguda com pus, ou em que há uma contaminação visível da ferida. Os exemplos incluem derrame grosseiro de um visco oco durante a operação ou ferimentos compostos/abertos operados nas quatro horas seguintes.
    - Sujo - na presença de pus, em caso de perfuração prévia de uma visícula oca ou de ferimentos compostos/abertos com mais de quatro horas.[33]

A inserção de implantes protéticos reduz a concentração bacteriana necessária

para provocar a infeção do implante protésico e, em seguida, do tecido viável, aumentando assim a probabilidade de infeção.[34]

- A duração da cirurgia está positivamente associada ao risco de infeção da ferida e esta infeção é adicional à da classificação das operações.[33]

- As co-morbilidades no momento da operação são o fator de previsão mais significativo da infeção da ferida. A Sociedade Americana de Anestesiologistas (ASA) concebeu uma pontuação de risco pré-operatório com base na presença de comorbilidades. Uma pontuação ASA superior a 2 está associada a um maior risco de infeção da ferida e este risco é adicional à classe da ferida e à duração da cirurgia.[34,35]

CLASSIFICAÇÃO ASA DO ESTADO FÍSICO

ASA Score	Physical status
1	A normal healthy patient
2	A patient with a mild systemic disease.
3	A patient with a severe systemic disease that limits activity, but is not incapacitating.
4	A patient with an incapacitating systemic disease that is a constant threat to life.
5	A moribund patient not expected to survive 24 hours with or without operation.

Embora uma vasta gama de organismos possa causar infeção em doentes cirúrgicos, Os agentes escolhidos devem ser eficazes contra o principal agente patogénico previsto[30] e contra a flora endógena da região do corpo a ser operada[2] . Ao escolher um antibiótico adequado para a profilaxia, devem ser tidos em conta os custos dos medicamentos e os custos de administração e preparação[36] . O valor do antibiótico parentérico como profilaxia contra a infeção da ferida cirúrgica pós-operatória foi comprovado tanto em animais[31] como em estudos clínicos cientificamente controlados.[37,23] No entanto, a administração pré-operatória é extremamente importante, uma vez que, sem uma concentração adequada de antibiótico nos tecidos e fluidos corporais em risco antes do momento da contaminação, a incidência de infeção parece ser quase tão grande, se não a mesma, do que quando o antibiótico não é administrado.[30,31,] O período de risco de infeção do local da cirurgia começa com a incisão. O tempo necessário para que um antibiótico atinja uma concentração eficaz num determinado tecido reflecte o seu perfil farmacocinético e a via de administração[18] . A administração de profilaxia mais de três horas após o início da operação reduz significativamente a sua eficácia. Para um efeito máximo, deve ser administrada imediatamente antes ou depois do início da operação, de preferência deve ser sempre administrada antes da incisão na pele.[38] No entanto, pode haver situações em que factores preponderantes alterem os horários normais de administração, como no caso da cesariana, a profilaxia deve ser adiada até que o cordão umbilical seja clampeado, a fim de evitar que o fármaco chegue ao recém-nascido[39,18] . Não são necessárias doses adicionais durante a operação porque, em comparação com voluntários saudáveis, os doentes submetidos a cirurgia têm uma depuração mais lenta dos fármacos do seu sangue.[40,41] As situações em que são indicadas doses adicionais são a perda de sangue até 1500 ml durante a cirurgia ou a hemodiluição até 15 ml/kg.[42,43] A dose única de antibiótico para uso profilático é, na maioria das circunstâncias, a mesma que seria utilizada para fins terapêuticos. Nunca deve ser inferior à dose terapêutica padrão para adultos ou crianças.[2] A administração intravenosa de profilaxia antibiótica imediatamente antes ou após a indução da anestesia é o método mais fiável para garantir concentrações séricas eficazes no momento da cirurgia. Existem relativamente poucas provas sobre a eficácia da profilaxia antibiótica administrada por via oral ou intramuscular.[44]

As infecções das feridas não são comuns após a colecistectomia (a literatura refere taxas de 2-20%), mas a sua melhoria continua a ser um objetivo que vale a pena, uma vez que a colecistectomia é uma das operações mais comuns no sistema digestivo. Foram realizados muitos ensaios clínicos controlados para mostrar a eficácia dos antimicrobianos profilácticos ou para mostrar se um tratamento é melhor do que outro.[22] Carl Lengenbuch efectuou a primeira colecistectomia em Berlim, Alemanha, em 1882.[45]

Estudos controlados e aleatorizados demonstraram que a administração de um agente antimicrobiano imediatamente, antes ou durante a cirurgia reduz a infeção da ferida pós-operatória na colecistectomia. O grupo específico de doentes em que a incidência de infeção da ferida pós-operatória foi significativamente reduzida incluiu doentes submetidos a colecistectomia, cirurgia gástrica electiva e de emergência e colostomia de emergência. Em três (1,5%) dos 189 doentes que receberam antibióticos profilácticos durante e imediatamente após a operação, desenvolveu-se uma infeção da ferida, ao passo que as infecções da ferida ocorreram em 37 dos 336 doentes de controlo. A diferença na incidência de infeção entre estes dois grupos de doentes foi altamente significativa e sugeriu que a utilização profiláctica de antibióticos nestes doentes reduziu a incidência de infeção.[17] De igual modo, foi observada uma redução significativa da incidência de infeção da ferida com a administração pré-operatória de antibióticos em operações ao estômago, ao trato biliar e ao intestino grosso. O início da administração de antibióticos no pós-operatório deu origem a uma taxa de infeção quase idêntica à que se verificaria se o antibiótico não tivesse sido administrado.[23,30]

Ambrose NS et al (1987), num ensaio prospetivo aleatório, compararam a cobertura antibiótica selectiva e não selectiva na cirurgia biliar. No grupo A, todos os doentes receberam uma dose única (2 gramas) de mezlocilina e, no grupo B, os doentes só receberam uma dose única (2 gramas) de mezlocilina se pudessem ser identificados como de alto risco. Ocorreu septicemia em 1 doente de cada grupo. A sépsis da ferida ocorreu em 11 (13%) dos 84 doentes do grupo B, em comparação com apenas 2 (2,3%) dos do grupo A ($p < 0,02$), o que indica que é aconselhável uma profilaxia antibiótica de dose única para todos os doentes submetidos a cirurgia do trato biliar do que adotar uma política de cobertura antibiótica selectiva apenas para os casos de alto risco.[46]

Em 1990, Edward GF et al. efectuaram uma auditoria prospetiva de 644 doentes submetidos a operações ao trato biliar que receberam uma dose única de Ampicilina (2 gramas) com Sulbactam (1 grama) como profilaxia antibiótica. Nos doentes com bílis estéril, a incidência de infeção pós-operatória foi de 2,5%, enquanto que nos doentes com bílis colonizada foi de 22% ($p < 0,0001$). 35 doentes de cuja bílis foram isoladas bactérias de duas ou mais espécies tiveram uma incidência mais elevada de infeção da ferida (34%) do que aqueles cuja bílis continha apenas uma espécie de bactéria (17%; $p < 0,05$). 17 dos 27 doentes com bílis colonizada que desenvolveram infeção pós-operatória revelaram estar infectados pelo mesmo organismo que tinha sido isolado da sua bílis. Assim, salienta-se a importância da profilaxia antibiótica de dose única.[47]

Noutro ensaio prospetivo controlado, duplamente cego e aleatório, realizado em 375 doentes submetidos a colecistectomia electiva, a identidade do organismo isolado de um total de 21 doentes com zaragatoas infectadas da ferida foi comparada com os isolados da bílis durante a operação, e apenas em dois casos se verificou uma correlação. A cefazolina administrada quer no pré-operatório quer na ferida reduziu as taxas de infeção da ferida, em comparação com um grupo de controlo (de 11,8% para 2,4%, $p < 0,005$). Isto sugere que a maioria das infecções da ferida nesta série é causada por organismos da pele do doente ou por uma fonte exógena, em vez de bactérias do sistema biliar.[48]

Wittmann DH et al (1990), num estudo prospetivo, aleatório e cego, compararam a eficácia da ampicilina, em combinação com um inibidor da beta-lactamase, com a cefalosporina como profilaxia pré-operatória em cirurgia biliar electiva. Os doentes receberam uma dose única de 2 g de ampicilina + 1 g de sulbactam ou 2 g de cefalosporina numa infusão intravenosa curta, cerca de 30 minutos antes da incisão cutânea. Os dois grupos eram comparáveis no que respeita aos dados demográficos e nosográficos. No grupo da cefalosporina, foram observadas duas infecções da ferida. No grupo da ampicilina-sulbactam, 1 doente desenvolveu uma temperatura pós-operatória superior a 39,0^{0} C, que foi considerada uma complicação infecciosa relacionada com a ferida. Além disso, ocorreram 5 infecções do trato urinário (cefalosporina: 3; ampicilina-sulbactam: 2), mas nenhuma infeção pulmonar. Por conseguinte, não foi encontrada qualquer diferença significativa entre os dois grupos. Assim, a combinação de ampicilina com sulbactam, inibidor da beta-lactamase, foi considerada segura e eficaz em relação à cefalosporina para a profilaxia de dose única de infecções pós-operatórias após operações do trato biliar.[49]

Meijer WS et al (1993), numa meta-análise de ensaios clínicos aleatórios e controlados (de 1965 a 1988) sobre a profilaxia antibiótica na cirurgia do trato biliar, reuniram os resultados de 42 ensaios aleatórios controlados em que um grupo de doentes tratados com antibióticos foi comparado com um grupo de doentes não tratados com antibióticos. As taxas de infeção das feridas nos grupos de controlo variaram entre 3-47% e foram de 50% no total. A diferença global nas taxas de infeção foi de 9% a favor do tratamento com antibióticos. A meta-análise revelou um efeito protetor significativamente mais forte nos doentes de alto risco. No entanto, a comparação das taxas de infeção da ferida em doentes tratados com cefalosporinas de primeira geração versus cefalosporinas de segunda ou terceira geração, bem como com um regime de dose única versus doses múltiplas, não revelou qualquer efeito significativo ($p>0,05$) em cada ensaio separadamente, bem como na comparação global.[22]

Krajden S et al (1993) num ensaio aleatório duplo cego, no qual 81 doentes foram aleatoriamente designados para receber piperacilina ou cefazolina como agente profilático. Os resultados do estudo revelaram bacto-bilia em 42% dos doentes do grupo da cefazolina e em 29% dos doentes do grupo da piperacilina. A piperacilina foi ativa in-vitro contra 94% de todos os isolados contra 56% para a cefazolina ($p<0,005$). Assim, tanto a piperacilina como a cefazolina foram antimicrobianos seguros e eficazes para doentes de alto risco, submetidos a colecistectomia aberta. No entanto, a piperacilina teve um espetro muito mais amplo de atividade in vitro contra os agentes patogénicos isolados, especialmente espécies de enterococcus, enterobacter e anaeróbios.[50]

Em 1995, Zuccarini F et al. avaliaram as indicações e a eficácia da profilaxia a curto prazo na prevenção de complicações infecciosas da cirurgia biliar. 530 doentes operados a doenças do trato biliar foram divididos em dois grupos: o primeiro (n 245), operado sob profilaxia a curto prazo; o segundo (n 285), tratado apenas no pós-operatório com antibióticos. Os resultados obtidos mostram uma taxa significativamente mais elevada de complicações infecciosas no segundo grupo de doentes, com grande diferença no caso de cirurgia não electiva, abertura da via biliar, colocação de drenos biliares externos ou esfinctero-papilotomia. O estudo sublinha ainda mais a forma como os resultados cirúrgicos são condicionados por factores de risco individuais, especialmente a obesidade e a diabetes.[51]

Lippert H et al (1998), num grande estudo prospetivo multicêntrico em 4477 doentes submetidos a colecistectomia convencional (n 1349) ou laparoscópica (n 3128). Foi efectuada uma análise dos dados; 2217 doentes receberam e 2260 não receberam cobertura antibiótica peri-operatória. Ocorreram infecções pós-operatórias num total de 136 doentes, com taxas de infeção de 5% nos que não receberam profilaxia, 0,8% nos que tomaram ceftriaxona e 1,2% nos que tomaram outro regime antibiótico. Os doentes que receberam profilaxia tiveram um desempenho significativamente melhor do que os que não receberam profilaxia em termos de taxa de infeção da ferida pós-operatória, infeção torácica, reoperação e mortalidade. A partir destas observações, concluiu-se que, no futuro, nem a colecistectomia laparoscópica nem a colecistectomia aberta convencional devem ser efectuadas sem uma profilaxia antibiótica perioperatória adequada, especialmente porque essas medidas também reduzem o tempo de internamento e, consequentemente, os custos.[21]

Agrawal CS et al (1999), ao compararem a eficácia profiláctica da ciprofloxacina e da cefuroxima em doentes submetidos a colecistectomia electiva num estudo aleatório duplamente cego, observaram 26,7% de infeção no grupo de controlo. Além disso, a incidência de infeção da ferida foi menor quando o antibiótico foi utilizado como profilaxia do que quando foi utilizado apenas no pós-operatório ($p<0,05$). A incidência de infeção foi de 4,44% e 6,67% no grupo da ciprofloxacina e da cefuroxima, respetivamente, não havendo diferença estatisticamente significativa entre estes grupos.[52]

Pelo contrário, ao avaliar a eficácia da profilaxia antibiótica, Dobay KJ et al (1999) sugeriram que os antibióticos profiláticos não são necessários para prevenir infecções em doentes de baixo risco submetidos a colecistectomia laparoscópica.[20]

Foi efectuada uma revisão retrospetiva dos registos para determinar a taxa de infeção e a utilização de antibióticos profiláticos em colecistectomias laparoscópicas consecutivas. Foram detectadas infecções incisionais em 11 dos 566 casos, 10 dos quais tinham recebido antibióticos profilácticos. Os doentes infectados eram significativamente mais velhos, tinham sido submetidos a procedimentos mais longos e tinham mais co-morbilidade do que os doentes não infectados. Foi efectuado um segundo estudo prospetivo para avaliar a eficácia da utilização de profilaxia antibiótica em doentes de baixo risco. 53 doentes foram distribuídos aleatoriamente por dois grupos em dupla ocultação. Não ocorreram infecções incisionais em nenhum dos grupos nos 30 dias de pós-operatório.

Um estudo semelhante realizado por Tocchi A et al em 2000 em 84 doentes não concluiu qualquer papel do tratamento antibiótico na incidência e gravidade das infecções ou no grau de contaminação biliar na colecistectomia laparoscópica electiva.[19]

No entanto, Yasuki U et al (2000), ao compararem a administração de uma dose única e de uma dose de dois dias de profilaxia antibiótica na prevenção de infecções pós-operatórias após colecistectomia laparoscópica em doentes de baixo risco, encontraram uma taxa de infeção (1,7%) num grupo de dose única, enquanto (3,3%) no grupo de dois dias. Não se registaram diferenças estatisticamente significativas entre os grupos na contagem de glóbulos brancos, na PCR no primeiro dia de pós-operatório ou na duração do internamento pós-operatório. Os resultados das culturas de amostras de bílis foram positivos em 9,9% dos doentes. Não se observou qualquer diferença significativa entre o grupo microbiano positivo e os grupos negativos na infeção pós-operatória. Assim, justifica-se a profilaxia antibiótica de dose única na colecistectomia laparoscópica electiva.[53]

O ensaio clínico prospetivo comparativo e aleatório foi efectuado por Orozco H et al em 2000. 100 pacientes submetidos a colecistectomia ou exploração do trato biliar foram aleatoriamente atribuídos a um dos seguintes regimes antibióticos: o regime padrão de 3 doses de amoxicilina/ácido clavulânico (1000/200 mgs) administradas por infusão intravenosa, ou uma dose única de ceftibuten (400 mgs) administrada por via oral. Os doentes foram monitorizados durante o internamento hospitalar e durante um período de duas semanas em ambulatório. A idade média foi de 49 anos e a distribuição por sexo foi de 82 mulheres e 18 homens. Os grupos eram comparáveis em termos de caraterísticas demográficas e de co-morbilidade. Não se registaram casos de infeção pós-operatória no grupo do ceftibuteno, mas ocorreram 5 casos de infeção no grupo da amoxicilina/ácido clavulânico ($p<0,05$). Os resultados indicaram que o ceftibuteno é bem tolerado e mais eficaz do que a amoxicilina/ácido clavulânico na profilaxia após cirurgia da vesícula biliar e do trato biliar. Além disso, o ceftibuteno tem a vantagem de ser mais económico.[54]

Noutro estudo semelhante, Tonelli F et al (2002), verificaram que a amoxicilina/ácido clavulânico era tão eficaz como a cefotaxima na proteção dos doentes contra infecções do local da cirurgia. No entanto, a sua utilização na profilaxia cirúrgica pode ajudar a diminuir o custo do tratamento e reduzir o risco de resistência aos antibióticos e de super-infecções. A amoxicilina/ácido clavulânico (2 gms/200mgs) foi administrada em comparação com a cefotaxima (2 gms) para profilaxia antimicrobiana em 476 doentes submetidos a cirurgia abdominal com elevado risco de complicações sépticas. Ambos os antibióticos foram administrados numa única perfusão. 205 doentes avaliáveis (110 no grupo da amoxicilina/clavulânica e 95 no grupo da cefotaxima) foram submetidos a cirurgia gastrointestinal superior (incluindo cirurgia gastroduodenal e biliar). A taxa de infeção da ferida foi de 4,5% no grupo da amoxicilina/ácido clavulânico e de 7,4% no grupo da cefotaxima. Foram observados abcessos intra-abdominais em 3 doentes no grupo da amoxicilina/ácido clavulânico e em 1 doente no grupo da cefotaxima. A taxa de infeção da ferida foi de 11% para a amoxicilina/ácido clavulânico e de 13% para a cefotaxima, em cirurgias gastrointestinais inferiores. Em 3 doentes, em ambos os grupos, estava presente uma descarga purulenta. Foram observados abcessos intra-abdominais em 3 doentes no grupo da amoxicilina/ácido clavulânico e em 4 doentes no grupo da cefotaxima.[55]

Dervisoglou A et al (2006), num ensaio prospetivo controlado e aleatório, concluíram que a ampicilina-sulbactam é mais eficaz do que a cefuroxima na prevenção da infeção pós-operatória do local da cirurgia após colecistectomia electiva. Os doentes foram aleatoriamente selecionados para um regime de profilaxia antibiótica, recebendo 1,5 g de cefuroxima (n 207) ou 3 g de ampicilina-sulbactam (n 211), por via intravenosa durante a anestesia. A bílis e a parede mucosa da vesícula biliar foram colhidas para cultura de todos os indivíduos durante a operação. Os dados sobre a duração da cirurgia, a rutura intra-operatória da vesícula biliar e a classificação ASA foram cuidadosamente registados. A idade média de todo o grupo foi de 56,6 anos. 161 dos 418 eram do sexo masculino e 217 foram considerados doentes de alto risco. A hospitalização média foi de 6,7 e

3 dias para colecistectomia convencional e laparoscópica, respetivamente. No total, 19 (4,5%) dos 418 doentes desenvolveram uma ISC em ambos os grupos profilácticos. A infeção desenvolveu-se em 18 dos 207 doentes do grupo da cefuroxima e em 1 dos 211 do grupo da ampicilina-sulbactam (p < 0,001). 15 (78,9%) dos 19 doentes eram doentes de alto risco, sendo a principal doença coexistente a diabetes mellitus. Não foi observada associação estatística entre o tipo de procedimento efectuado e o desenvolvimento de infeção da ferida. O tempo operatório médio em todos os doentes foi de 45,3 minutos (15,5 minutos). Os doentes que desenvolveram uma infeção pós-operatória tiveram uma duração de operação significativamente mais longa. Média [78,9(25,9) p <0,01].[44]

Falagas ME et al (2007) compararam a eficácia e a segurança da clindamicina/aminoglicosídeo com a monoterapia com betalactâmicos de largo espetro em doentes com infeção intra-abdominal, realizando uma meta-análise de ensaios controlados e aleatorizados. Os resultados mostraram que a monoterapia com beta-lactâmicos foi mais eficaz do que a clindamicina/aminoglicosídeo (OR =0,67, 95% CI).[56]

Sattar I et al (2007), no seu estudo para determinar a frequência da infeção na colelitíase e encontrar organismos infecciosos comuns e a sua sensibilidade aos antibióticos, analisaram 100 casos de colelitíase que foram operados por colecistectomia aberta ou laparoscópica. As culturas de bílis destes doentes revelaram 36 culturas de bílis positivas. O organismo mais comum foi a E.coli (17 doentes), seguida de Klebsiella (9), Pseudomonas (6), Staphylococcus aureus (2), Salmonella (1) e Bacteroides fragalis (1). Neste estudo, a maioria dos organismos biliares eram altamente sensíveis às cefalosporinas de segunda geração. A partir desta avaliação bacteriológica, parece que tanto a contaminação endógena como a exógena foram as causas da sépsis da ferida. Verificou-se também que a infeção da bílis na colelitíase não aumentou o risco de infeção da ferida pós-operatória quando foram utilizados antibióticos profiláticos.[57]

Weber WP et al (2008), no seu ensaio para obter informações precisas sobre a janela de tempo ideal para a profilaxia antimicrobiana cirúrgica, 59-30 minutos antes da incisão é mais eficaz do que a última meia hora.[58]

Assim, a revisão geral da literatura propõe fortemente que uma dose única de profilaxia anti-microbiana seja uma abordagem única que é bem aceite como parte dos cuidados padrão para reduzir a incidência de infeção da ferida na colecistectomia electiva, apesar dos vários relatórios contrários disponíveis sobre esta questão. A revisão também reflecte que, devido à mudança contínua dos padrões de resistência antimicrobiana, foram utilizados vários regimes diferentes ao longo de um período de tempo

Capítulo 3

OBJECTIVOS E METAS

O objetivo do estudo foi:

- Estudar a eficácia profiláctica de uma dose única de cefuroxima parentérica versus a eficácia profiláctica de uma dose única de ampicilina/sulbactam parentérica em doentes submetidos a colecistectomia electiva na Caxemira.

- para determinar a frequência da infeção na colelitíase e encontrar organismo infetante com a sua sensibilidade aos antibióticos para estudo.

Capítulo 4

MATERIAL E MÉTODOS

Após uma aprovação institucional, o estudo foi efectuado no Departamento de Farmacologia, Government Medical College Srinagar, em associação com o Departamento de Cirurgia, SMHS Hospital (hospital associado do Government Medical College, Srinagar).

1. Seleção dos doentes

Foram recrutados doentes com colelitíase diagnosticada por USG que frequentavam o serviço de cirurgia do hospital SMHS e que planeavam uma colecistectomia electiva. No total, foram inscritos 230 doentes. Destes, 200 foram finalmente elegíveis para o estudo. Todos os doentes submetidos a colecistectomia electiva por colelitíase, sem alergia conhecida a qualquer medicamento do estudo administrado no pré-operatório, eram elegíveis. Foram excluídos os seguintes doentes:

1. Doentes para colecistectomia de urgência.
2. Colecistectomia efectuada no âmbito de qualquer outra operação de grande porte.
3. Evidência de pancreatite aguda.
4. Evidência de colecistite aguda.
5. Doentes que tenham recebido antimicrobianos nas duas semanas anteriores à operação.
6. Doentes com antecedentes de iterícia, cálculos e/ou dilatação do ducto biliar comum.

Foi obtido um consentimento informado dos doentes aptos para o estudo. Os doentes foram então submetidos a uma história clínica detalhada, com ênfase em qualquer história de alergia aos medicamentos em estudo, e foi efectuado um exame físico completo. Antes do procedimento cirúrgico (colecistectomia electiva), foram efectuadas todas as investigações de base, com ênfase na colelitíase documentada por USG.

2. Conceção e realização do estudo

O estudo foi um estudo paralelo prospetivo, aleatório e aberto, em que os doentes foram aleatorizados (pelo método da lotaria) para um dos grupos de regimes de profilaxia antibiótica (100 em cada grupo) para receberem uma dose única intravenosa de antibiótico profilático. A dose foi decidida de acordo com a literatura anterior disponível.

Grupo A; foi administrada uma injeção intravenosa de 3 g de ampicilina-sulbactam em dose única durante a indução da anestesia.

Grupo B; foi administrada uma injeção intravenosa de cefuroxima 1,5 g em dose única durante a indução da anestesia.

Foram colhidos 5 ml de bílis da vesícula biliar para cultura de todos os indivíduos durante a operação. Cada alíquota de 5 ml foi inoculada num frasco Mc-arteny contendo 50 ml de caldo leucóide e foi enviada para estudo microbiológico para avaliação da frequência da infeção da bílis e dos organismos infectantes mais comuns, bem como da sua sensibilidade aos antibióticos para estudo. Os parâmetros utilizados para comparar a eficácia profiláctica dos dois regimes foram os seguintes

- Pontuação ASA[35]

ASA Score	Physical status
1	A normal healthy patient
2	A patient with a mild systemic disease.
3	A patient with a severe systemic disease that limits activity, but is not incapacitating.
4	A patient with an incapacitating systemic disease that is a constant threat to life.
5	A moribund patient not expected to survive 24 hours with or without operation.

(Os doentes foram considerados de alto risco se tivessem uma pontuação ASA superior a um), registada um dia antes da cirurgia no check-up pré-anestésico.

- Duração da cirurgia.

- Desenvolvimento de infeção do local da cirurgia numa semana, 15 dias e, finalmente no período de 30 dias.

A infeção do local cirúrgico dos tecidos moles pós-operatórios, superficial ou profunda, e o abcesso intra-abdominal foram definidos de acordo com os critérios publicados.[59]

ISC incisional superficial

A infeção ocorre no prazo de 30 dias após a operação, e a infeção envolve apenas a pele ou o tecido subcutâneo da incisão, e pelo menos uma das seguintes situações

1. Drenagem purulenta, com ou sem confirmação laboratorial, a partir da incisão superficial.

2. Organismos isolados a partir de uma cultura obtida assepticamente de fluido ou tecido da incisão superficial.

3. Pelo menos um dos seguintes sinais ou sintomas de infeção:

- Dor ou sensibilidade

-Inchaço localizado

-Vermelhidão

-Calor

E a incisão superficial é deliberadamente aberta por um cirurgião, exceto se a incisão tiver uma cultura negativa.

4. Diagnóstico de ISC superficial efectuado pelo cirurgião ou pelo médico assistente.

Não declarar as seguintes condições como SSI:

1. Abcesso de sutura (inflamação mínima e descarga confinada aos pontos de penetração da sutura).

2. Infeção de uma episiotomia ou do local da circuncisão do recém-nascido.

3. Ferida de queimadura infetada.

4. ISC incisional que se estende às camadas fascial e muscular (ver ISC incisional profunda).

Nota: São utilizados critérios específicos para identificar locais de episiotomia e circuncisão infectados e feridas de queimaduras.

ISC incisional profunda

A infeção ocorre no prazo de 30 dias após a operação, se não for deixado nenhum implante no local, ou no prazo de um ano, se o implante estiver colocado e a infeção parecer estar relacionada com a operação e a infeção envolver tecidos moles profundos (por exemplo, camadas fasciais e musculares) da incisão e pelo menos um dos seguintes aspectos

1. Drenagem purulenta da incisão profunda, mas não do componente órgão/espaço do local da cirurgia.

2. Uma incisão profunda deiscente espontaneamente ou deliberadamente aberta por um cirurgião

quando o doente apresenta pelo menos um dos seguintes sinais ou sintomas:

- Febre (>38^0 C)

-Dor localizada

-Ternura

3. Se for detectado um abcesso ou outra prova de infeção que envolva a incisão profunda, por exame direto, durante a reoperação, ou por exame histopatológico ou radiológico.

4. Diagnóstico de ISC incisional profunda efectuado por um cirurgião ou médico assistente.

Notas:

1. *Registar a infeção que envolve os locais de incisão superficial e profunda como ISC incisional profunda.*

2. *Registar uma LSI de órgão/espaço que seja drenada através da incisão como LSI incisional profunda.*

SSI de órgão / espaço

A infeção ocorre no prazo de 30 dias após a operação, se não for deixado nenhum implante no local, ou no prazo de um ano, se o implante estiver colocado e a infeção parecer estar relacionada com a operação e a infeção envolver qualquer parte da anatomia (por exemplo, órgãos ou espaços), para além da incisão, que tenha sido aberta ou manipulada durante uma operação e pelo menos uma das seguintes situações

1. Descarga purulenta de um dreno que é colocado através de uma ferida de punhalada no

órgão/espaço.

2. Organismos isolados de uma cultura de fluido ou tecido obtida assepticamente em

o órgão/espaço.

3. Um abcesso ou outra prova de infeção que envolva o órgão/espaço, detectada por exame

direto, durante a reoperação, por exame histopatológico ou radiológico.

4. Diagnóstico de uma ISC num órgão/espaço por um cirurgião ou médico assistente .

- Internamento hospitalar.

Métodos estatísticos

Os dados contínuos foram expressos como média ± desvio padrão e percentagem. A comparação intergrupos foi efectuada utilizando o teste do qui-quadrado, o teste T de Student, o teste U de Mann Whitney e a análise de Odds ratio quando aplicável. Um valor de $p < 0,05$ foi considerado significativo e um valor de $p < 0,001$ foi considerado altamente significativo. O software SPSS versão 15.0 para Windows foi utilizado para a análise dos dados.

CONSORT STATEMENT
(Prospective, Randomized Open Labelled Parallel Study)

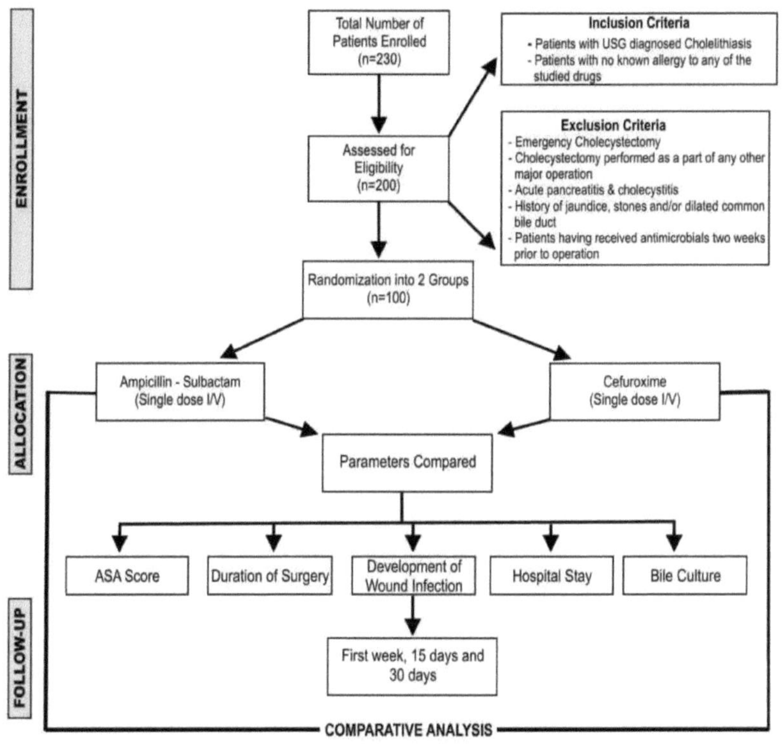

OBSERVAÇÕES

Tabela 1: Caraterísticas demográficas dos pacientes em estudo

Age	Male		Female		Total	
	n	%	n	%	n	%
20 to 29	4	6.0	19	14.3	23	11.5
30 to 39	9	13.4	40	30.1	49	24.5
40 to 49	35	52.2	53	39.8	88	44.0
50 to 59	15	22.4	21	15.8	36	18.0
≥ 60	4	6.0	0	0.0	4	2.0
Total	**67**	**33.5**	**133**	**66.5**	**200**	**100.0**
mean ± SD	45.4 ± 8.5 (25, 62)		39.4 ± 9.3 (20, 59)		41.4 ± 9.4 (20, 62)	

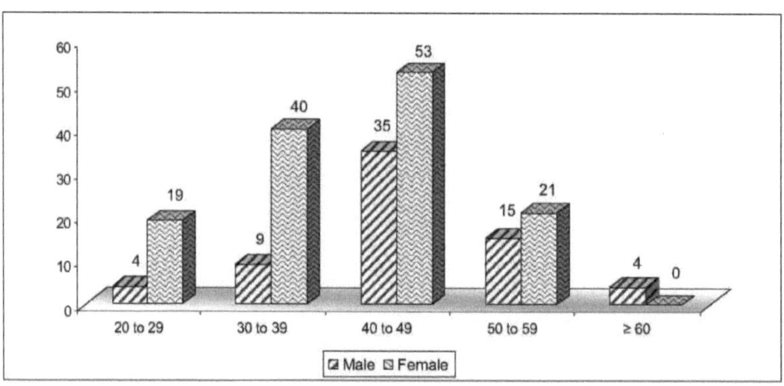

A tabela acima mostra a distribuição por idade e sexo dos doentes estudados. Máximo

A maior percentagem de doentes encontrava-se no grupo etário dos 40-49 anos, com uma idade média de 41,4±9,4 anos e um rácio de homens: mulheres de 1:2.

Tabela 2: Distribuição da idade entre os dois grupos (anos)

Group	min	max	Mean	SD	Result
Ampicillin-Sulbactam	20	58	40.5	9.8	t = 1.392, $p > 0.05$ (NS)
Cefuroxime	21	62	42.36	9.0	

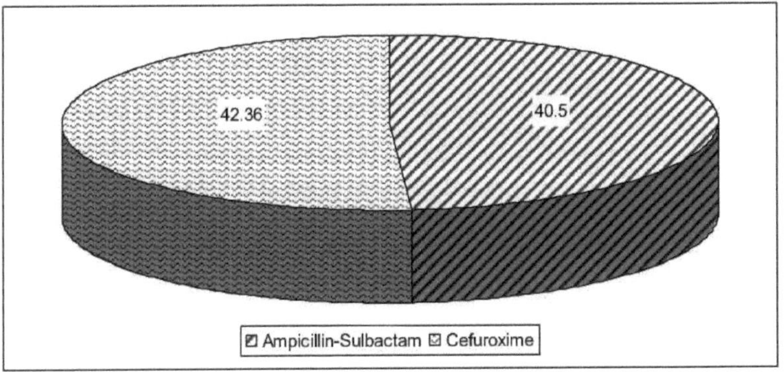

A tabela acima mostra a distribuição etária entre os dois grupos de estudo, em anos, com uma média (DP) de 40,5 ± 9,8 no grupo da ampicilina-sulbactam e de 42,36 ± 9,0 no grupo da cefuroxima. Os dois grupos de estudo foram comparáveis em termos de distribuição etária com p>0,05, o que não é estatisticamente significativo.

Tabela 3: Distribuição por género nos dois grupos de estudo

Gender	Ampicillin/Sulbactam		Cefuroxime		Result
	n	%	n	%	
Male	30	30	37	37	$\chi 2 = 1.100$, $p > 0.05$ (NS)
Female	70	70	63	63	

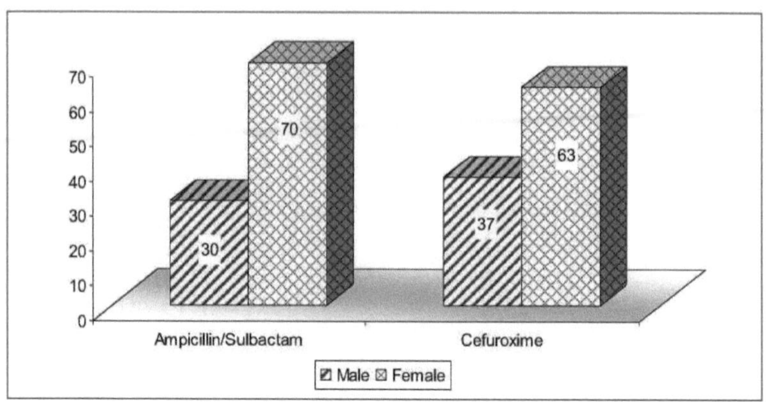

A tabela demonstra a distribuição por sexo entre os dois grupos de estudo, com 30% de homens e 70% de mulheres no grupo da ampicilina-sulbactam e 37% de homens e 63% de mulheres no grupo da cefuroxima. Assim, os dois grupos são comparáveis em termos de distribuição por sexo.

Tabela 4: ASA SCORE nos dois grupos de estudo

ASA	Ampicillin-Sulbactam		Cefuroxime		Result
	n	%	n	%	
SCORE 1	67	67	65	65	$\chi2 = 0.089$, $p > 0.05$ (NS)
SCORE 2	33	33	35	35	

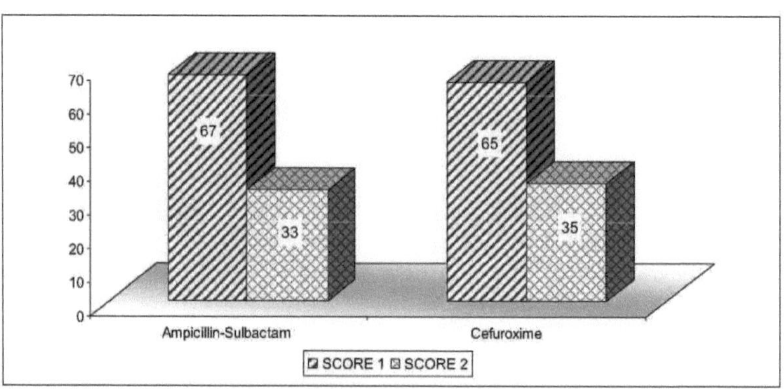

Tabela que apresenta a distribuição dos doentes de acordo com a pontuação da American

Society of Anaesthesiologists of physical status (ASA) (fator de previsão da infeção da ferida). O grupo da ampicilina-sulbactam inclui 67% de doentes com pontuação 1 e 33% com pontuação 2 da ASA contra 65% com pontuação 1 e 35% com pontuação 2 no grupo da cefuroxima. As pontuações ASA entre os dois grupos foram estatisticamente comparáveis.

Tabela 5: Taxa de infeção nos dois grupos de estudo

Overall Infection	Ampicillin-Sulbactam		Cefuroxime		Result
	n	%	n	%	
Yes	15	15	22	22	OR=1.6, p=0.202 (NS)
No	85	85	78	78	

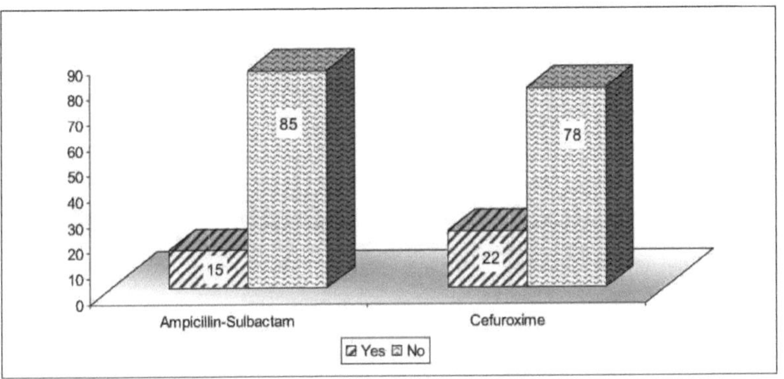

Tabela que demonstra o efeito dos diferentes regimes no desenvolvimento de infeção da ferida. A taxa global de infeção da ferida em ampicilina-sulbactam versus cefuroxima foi de 15% versus 22%. A diferença não foi estatisticamente significativa, ou seja, ambos os braços de tratamento preveniram eficazmente a infeção da ferida, embora a taxa de infeção tenha sido ligeiramente superior no braço da cefuroxima.

Tabela 6: Correlação entre o grau da pontuação ASA e a infeção da ferida

Overall Infection	ASA score 1		ASA score 2		Result
	n	%	n	%	
No	114	86.4	49	72.1	OR = 2.5, p=0.014 (Sig)
Yes	18	13.6	19	27.9	

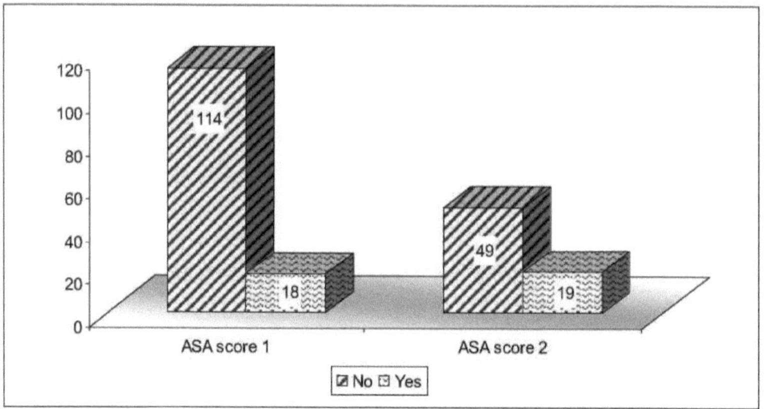

A Tabela 6 mostra a infeção global de acordo com a classificação ASA, com 13,6% de infeção da ferida na classificação ASA 1, enquanto 19% das infecções da ferida foram observadas na classificação ASA 2. Isto é estatisticamente significativo, com um rácio de probabilidades de 2,5 e p=0,014, indicando que os critérios ASA são o fator de previsão mais significativo da infeção da ferida.

Tabela 7: Correlação entre o ASA e a infeção geral nos dois grupos de estudo

Overall Infection	Ampicillin-Sulbactam				Cefuroxime			
	Score1		Score 2		Score 1		Score 2	
	n	%	N	%	n	%	n	%
No	58	86.6	27	81.8	56	86.2	22	62.9
Yes	9	13.4	6	18.2	9	13.8	13	37.1
Result	χ2 = 0.391, p > 0.05(NS)				χ2 = 7.195, p < 0.05 (Sig)			

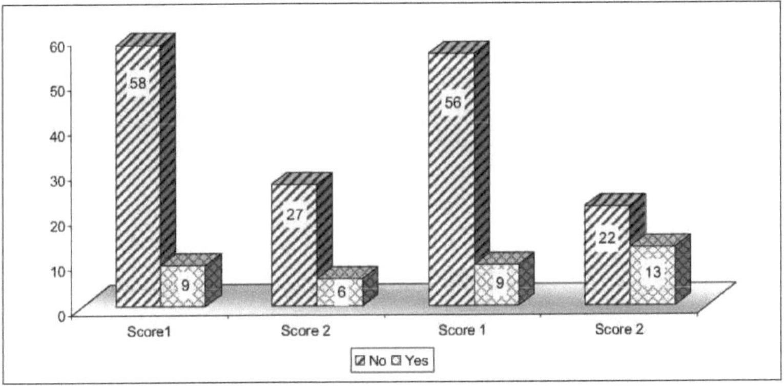

A tabela mostra a correlação entre o ASA e a infeção global nos dois grupos de estudo. 37,1% dos doentes com classificação ASA 1 no grupo da cefuroxima desenvolveram infeção da ferida em comparação com 18,2% no grupo com classificação ASA 2 do grupo da ampicilina-sulbactam. Os resultados são estatisticamente significativos com p<0,05, indicando uma eficácia significativamente melhor da ampicilina-sulbactam em doentes de alto risco (pontuação 2).

Tabela 8: Duração da cirurgia (min) nos dois grupos de estudo

Group	min	max	Mean	SD	Result
Ampicillin-Sulbactam	30	90	51.7	9.8	t = 1.125, p > 0.05 (NS)
Cefuroxime	30	95	53.4	11.0	

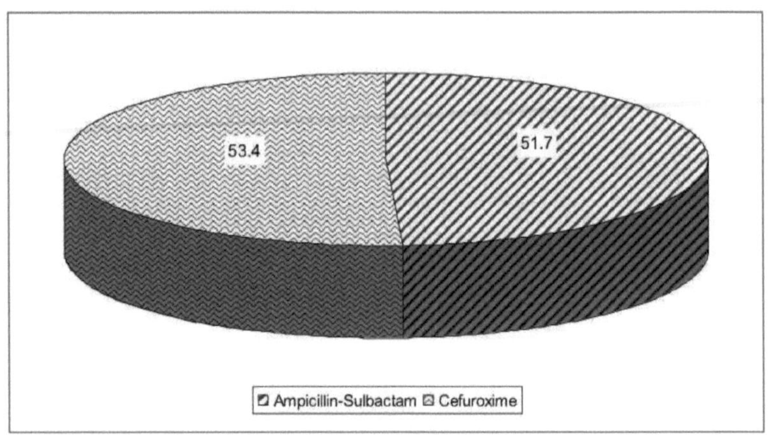

A tabela mostra que o tempo operatório médio no grupo da ampicilina-sulbactam versus cefuroxima foi de 51,7±9,8 versus 53,5±11, variando de forma não significativa entre os dois grupos de estudo.

Tabela 9: Comparação da duração da cirurgia (minutos) de acordo com a infeção após a cirurgia

Infection	n	min	Max	Mean	SD	Result
Yes	37	30	70	50.4	8.8	t = 1.374, p> 0.05 (NS)
No	163	30	95	53.0	10.8	

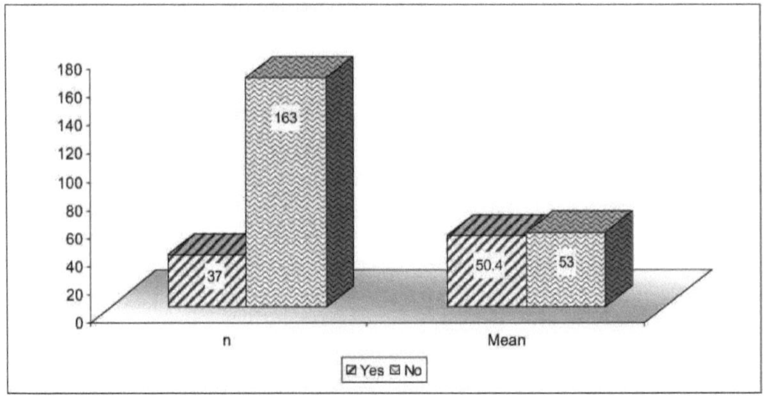

A tabela mostra que o tempo operatório médio entre os doentes infectados e os não infectados foi de 50,4±8,8 versus 53,0±10,8, o que é estatisticamente insignificante, sugerindo assim que não existe correlação entre a duração da cirurgia e o desenvolvimento de infeção da ferida.

Tabela 10: Duração da cirurgia (minutos) entre as infecções nos dois grupos de estudo

Infection	n	min	max	Mean	SD	Result
Ampicillin-Sulbactam	15	30	60	48.0	10.3	t = 1.396, p> 0.05 (NS)
Cefuroxime	22	45	70	52.0	7.3	

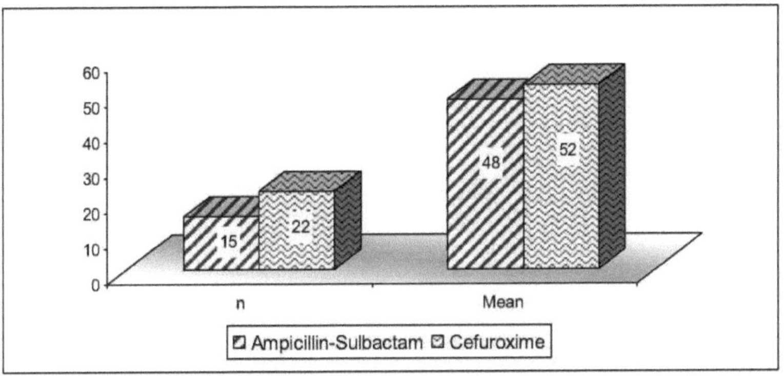

A tabela mostra uma maior duração da cirurgia no grupo da cefuroxima 52,0±7,3 do que no grupo da ampicilina-sulbactam 48,0±10,3, embora a diferença não tenha sido estatisticamente significativa.

Tabela 11: Permanência hospitalar de acordo com o tipo de cirurgia nos indivíduos estudados

Group	Hospital Stay (day)	Conventional Cholecystectomy		Laparoscopic Cholecystectomy		Total	
		n	%	n	%	n	%
Ampicillin-Sulbactam	2	0	0.0	5	4.0	5	5.0
	3	0	0.0	6	54.5	6	6.0
	5	31	34.8	0	0.0	31	31.0
	6	32	36.0	0	0.0	32	32.0
	7	26	29.2	0	0.0	26	26.0
	Total	89	89.0	11	11.0	100	100.0
	mean ± SD	5.94 ± 0.80 (5, 7)		2.55 ± 0.52 (2,3)		5.57 ± 1.32 (2, 7)	
Cefuroxime	2	0	0.0	11	78.6	11	11.0
	3	0	0.0	3	21.4	3	3.0
	5	33	38.4	0	0.0	33	33.0
	6	24	27.9	0	0.0	24	24.0
	7	29	33.7	0	0.0	29	29.0
	Total	86	86.0	14	14.0	100	100.0
	mean ± SD	5.95 ± 0.85 (5, 7)		2.21 ± 0.45 (2,3)		5.50 ± 1.42 (2, 7)	
Result (Mann-Whitney U test)		Z = 0.052, p > 0.05(NS)		Z = 0.093, p > 0.05(NS)		Z = 0.404, p > 0.05(NS)	

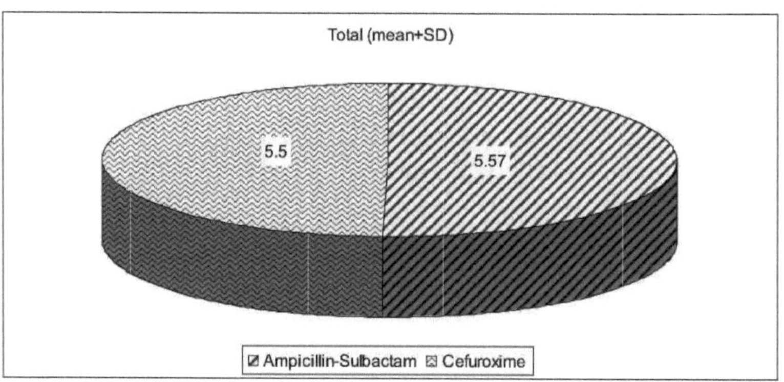

A tabela mostra que o tempo médio de internamento foi de 5,57±1,32 no grupo da ampicilina-sulbactam e de 5,50±1,42 no grupo da cefuroxima, não variando significativamente entre si. A permanência hospitalar entre a colecistectomia convencional e a laparoscópica também variou estatisticamente de forma não significativa entre os dois grupos de estudo.

Tabela 12: Cultura da bílis nos dois grupos de estudo

Culture	Ampicillin-Sulbactam		Cefuroxime		Result
	n	%	n	%	
No Growth	88	88	92	92	$\chi2 = 10.756$, $p > 0.05$ (NS)
Not Aspirated	1	1	0	0	
Klebsiella	3	3	3	3	
Pseudomonas	2	2	0	0	
Non Haemolytic Streptococcus	2	2	0	0	
E. Coli	1	1	5	5	
Citrobacter	3	3	0	0	

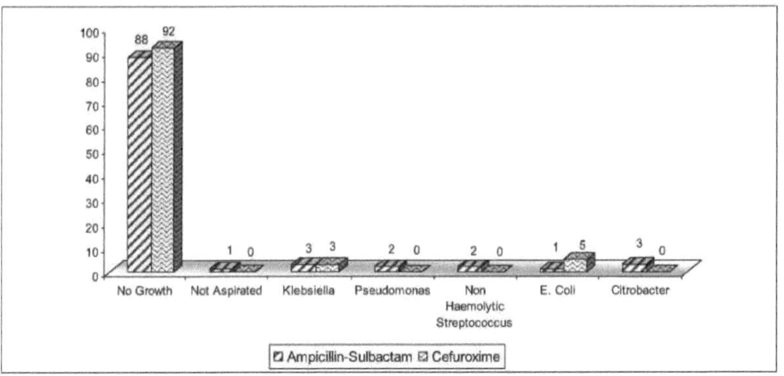

A cultura da bílis em dois grupos de estudo mostra a predominância de E. coli e Klebsiella.

O total de culturas biliares positivas foi de 20.

Tabela 13: Culturas biliares positivas e sua sensibilidade aos fármacos estudados

Culture	Ampicillin-sulbactam	Cefuroxime
E.coli	S	S
Klebsiella	S	S
Pseudomonas	S	R
No-haemolytic streptococcus	S	S
Citrobacter	R	R

A tabela mostra a sensibilidade dos isolados da bílis à ampicilina-sulbactam e à cefuroxima.

Tabela 14: Correlação entre culturas biliares positivas e infecções de feridas em dois grupos de estudo

Bile	Ampicillin/Sulbactam		Cefuroxime	
	n	%	n	%
No Growth	13	86.7	21	95.5
Not Aspirated	0	0.0	0	0.0
Klebsiella	0	0.0	1	4.5
Pseudomonas	0	0.0	0	0.0
Non Haemolytic Streptococcus	0	0.0	0	0.0
Escheria Coli	0	0.0	0	0.0
Citrobacter	2	13.3	0	0.0

A tabela demonstra a correlação entre culturas biliares positivas e infeção da ferida em dois grupos de estudo, com dois doentes no grupo da ampicilina-sulbactam e um doente no grupo da cefuroxima, sugerindo assim que não existe correlação entre a infeção biliar e o desenvolvimento de infeção da ferida.

Tabela 15: Sintomas, sinais e crescimento nas infecções de feridas dos pacientes estudados

Temas

		n	%
	Overall Infection	37	18.5
Symptoms and Signs	Fever	17	45.9
	Swelling and Tenderness	8	21.6
	Redness	8	21.6
Wound Swabs	Klebsiella	3	8.1
	Citrobacter	2	5.4
	Staphylococcus Epidermidis	2	5.4
	Staphylococcus Aureus	4	10.8

A tabela apresenta os sinais e sintomas e os resultados das culturas das infecções de feridas obtidas. O número máximo de infecções de feridas foi diagnosticado por um ou mais sinais e sintomas de infecções de feridas. Os doentes diagnosticados por culturas positivas (11).

Tabela 16: Infecções nos dois grupos de estudo ao fim de 1 semana, 15 dias e 1 mês

		Ampicillin-Sulbactam		Cefuroxime		Result
		n	%	n	%	
SSI_1 Week	Yes	13	13	19	19	$\chi2 = 1.339$, $p > 0.05$ (NS)
	No	87	87	81	81	
DSI_1 Week	No	100	100	100	100	$\chi2 = 0.000$, $p > 0.05$ (NS)
OSI_1 Week	No	100	100	100	100	$\chi2 = 0.000$, $p > 0.05$ (NS)
SSI_15 day	Yes	2	2	4	4	$\chi2 = 0.687$, $p > 0.05$ (NS)
	No	98	98	96	96	
DSI_15 day	Yes	0	0	1	1	$\chi2 = 1.005$, $p > 0.05$ (NS)
	No	100	100	99	99	
OSI_15 day	No	100	100	100	100	$\chi2 = 0.000$, $p > 0.05$ (NS)
SSI_1 month	Yes	0	0	2	2	$\chi2 = 2.020$, $p > 0.05$ (NS)
	No	100	100	98	98	
DSI_1 month	No	100	100	100	100	$\chi2 = 1.000$, $p > 0.05$ (NS)
OSI_1 month	No	100	100	100	100	$\chi2 = 1.000$, $p > 0.05$(NS)

A tabela demonstra o número de infecções da ferida em dois grupos de estudo numa semana, quinze dias e trinta dias, com uma diferença estatisticamente não significativa para um período de um mês, ou seja, ambos os braços de tratamento preveniram a infeção da ferida de forma semelhante para um período de um mês.

O gráfico mostra as infecções nos dois grupos de estudo ao fim de 1 semana, 15 dias e 1 mês

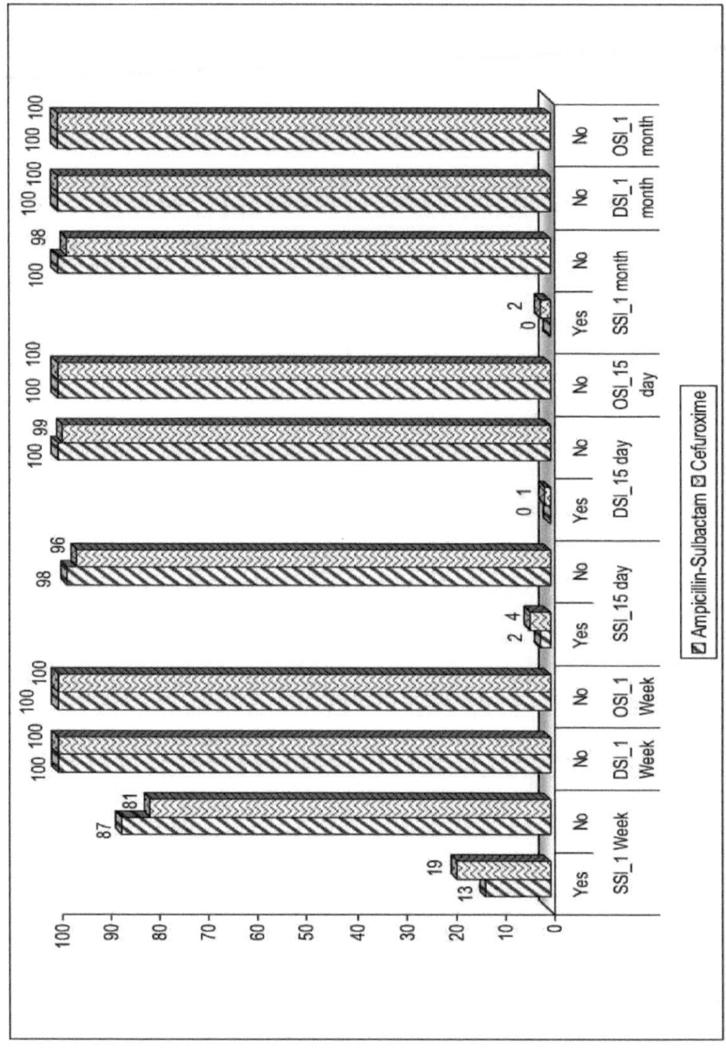

Capítulo 5

DISCUSSÃO

A doença da vesícula biliar é a indicação mais comum para cirurgia abdominal e é a segunda operação intra-abdominal mais comum efectuada nos países ocidentais.[60] A doença das pedras da vesícula biliar é relativamente comum no norte da Índia, sendo mais comum em Caxemira do que em qualquer outra parte da Índia.[61] Há provas de que o risco de carcinoma da vesícula biliar aumenta com a exposição prolongada a cálculos biliares. Por conseguinte, recomenda-se a colecistectomia em mulheres jovens, especialmente saudáveis, com cálculos biliares assintomáticos e com uma longa esperança de vida.[62]

As infecções do sítio cirúrgico são uma complicação comum dos cuidados de saúde, ocorrendo em 2-5% dos doentes após cirurgias extra-abdominais limpas e em até 20% dos doentes submetidos a cirurgias intra-abdominais.[63] Os estudos que acompanham os doentes no período pós-alta têm registado taxas ainda mais elevadas de infeção pós-operatória. As infecções do local cirúrgico são definidas como infecções que ocorrem até 30 dias após a cirurgia (ou até um ano após a cirurgia em doentes que recebem implantes) e que afectam a incisão ou o tecido profundo no local da operação. Apesar da melhoria na prevenção, a infeção do local da cirurgia continua a ser um problema clínico significativo, uma vez que está associada a uma mortalidade e morbilidade substanciais e impõe grandes exigências aos recursos dos cuidados de saúde. Numerosos factores relacionados com o doente e com o procedimento influenciam o risco de infeção da ferida cirúrgica, pelo que a prevenção exige uma abordagem integrada, com atenção sistemática a múltiplos factores de risco, a fim de reduzir o risco de infeção bacteriana e melhorar as defesas do doente.[64]

Muitos factores contribuem para que o doente desenvolva uma infeção do local da cirurgia; estes incluem o estado de saúde do doente, a preparação do doente antes da cirurgia e a utilização adequada de profilaxia antibiótica. A preparação cuidadosa do doente e os cuidados após a cirurgia são especialmente importantes. A utilização de novos dispositivos anti-bacterianos activos pode reduzir os factores de risco. Os cirurgiões podem minimizar o risco para o doente de desenvolvimento de infeção do local da cirurgia através do cumprimento rigoroso das diretrizes cirúrgicas estabelecidas para os cuidados pré-operatórios.[65]

A idade média no presente estudo foi de 41,4 ± 9,4 anos, com um rácio homem/mulher de aproximadamente 1:2 (quadro 1), o que é atribuído à elevada taxa de incidência de cálculos biliares no sexo feminino no norte da Índia? Os resultados do presente estudo corroboram as conclusões de Khuroo M S et al,[61] , que revelam uma elevada incidência de cálculos biliares no sexo feminino, que aumenta com a idade em comparação com o sexo masculino na Caxemira. Os dois grupos de estudo eram comparáveis em termos de caraterísticas demográficas e de base, com uma média de idades de 40,5±9,8 no grupo da ampicilina-sulbactam e de 42,36±9,0 no grupo da cefuroxima (quadro 2). Da mesma forma, os dois grupos eram comparáveis em termos de distribuição por sexo, com 30% de homens e 70% de mulheres no grupo da ampicilina-sulbactam e 37% de homens e 63% de mulheres no grupo da cefuroxima (tabela 3). Os dois grupos também estavam uniformemente distribuídos de acordo com o estado físico da American Society of Anaesthesiologists (pontuação ASA). O grupo da ampicilina-sulbactam era composto por 67% de doentes em classe I e 32% de doentes com pontuação ASA, contra 65% em classe I e 35% em classe II no grupo da cefuroxima (tabela 4).

Estudos anteriores com um perfil demográfico diferente do nosso não mostraram qualquer efeito significativo destas diferenças nas caraterísticas de base na prevenção de infecções do local da cirurgia. A idade média num estudo realizado por Orozco H et al[54] foi de 49 anos, com um rácio homem/mulher de 82:18, e os resultados do estudo sugeriram que as cefalosporinas eram mais eficazes do que a amoxicilina/ácido cluavlânico. Enquanto que a idade média noutro estudo (Dervisoglou A et al)[44] foi de 56,6 anos, com uma relação homem/mulher de 51,9:38,1. O resultado do estudo sugeriu que a Ampicilina-Sulbactam é mais eficaz do que a Cefuroxima na prevenção da infeção do local da cirurgia.

No presente estudo, ambos os braços de tratamento parecem ser igualmente eficazes na prevenção de infecções do local da cirurgia. Por conseguinte, a relação entre a idade e o sexo não parece afetar o resultado do estudo em termos de prevenção de infecções do local da cirurgia.

Para muitos procedimentos cirúrgicos, existem provas claras que apoiam a utilização de profilaxia antibiótica, administrada atempadamente para prevenir infecções do local da cirurgia. No presente estudo, a taxa global de infeção da ferida foi de 18,5%, com 15% de infecções no grupo da Ampicilina-Sulbactam contra 22% no grupo da Cefuroxima, com um rácio de probabilidades de 1,6 (tabela 5). A diferença não foi estatisticamente significativa, no entanto, em termos numéricos, a Ampicilina-Sulbactam foi considerada mais eficaz do que a Cefuroxima. Assim, ambos os braços de tratamento preveniram eficazmente a infeção da ferida de forma semelhante quando administrados profilaticamente. O nosso estudo está de acordo com muitos estudos anteriores que defendem a utilização de profilaxia antimicrobiana pré-operatória na colecistectomia electiva. Wittmann DH[49] et al referiram uma eficácia igual da ampicilina/inibidor da beta-lactamase e da cefalosporina na prevenção da infeção da ferida após cirurgia biliar. Outro estudo semelhante realizado por Krajden S et al[50] concluiu que a piperacilina e a cefazolina são igualmente seguras e eficazes na profilaxia da colecistectomia electiva. O nosso estudo é ainda apoiado pelos trabalhos de Orozoco H[54] , Tonelli F[55] e que mostraram resultados quase semelhantes.

A profilaxia a curto prazo em doentes submetidos a colecistectomia electiva para prevenir a infeção da ferida pós-operatória foi apoiada e fundamentada pelos trabalhos de Zuccarini F et al,[51] Aggarwal CS et al,[52] Meijer WS et al.[22] Lippert H et al[21] favoreceram a profilaxia pré-operatória tanto na colecistectomia aberta como na laparoscópica. Estudos recentes de Falagas ME et al[56] também apoiam e defendem a utilização de profilaxia antimicrobiana pré-operatória. No entanto, existem alguns estudos que não apoiam a utilização de antibióticos profilácticos em procedimentos electivos. Dobay KJ[20] et al relataram apenas 11 casos de infeção num estudo de 566 casos submetidos a colecistectomia electiva. Os doentes infectados eram significativamente mais velhos, tinham procedimentos mais longos e co-morbilidade do que os doentes não infectados. Do mesmo modo, Tocchi A et al[19] obtiveram conclusões semelhantes no seu estudo. No entanto, estes dois estudos foram efectuados apenas com procedimentos laparoscópicos e, como tal, estas conclusões não são necessariamente válidas para os doentes operados por colecistectomia aberta. Além disso, existem poucos estudos deste tipo que não apoiam a utilização de profilaxia antibiótica pré-operatória. Ambrose NS et al,[46] do seu estudo concluíram que a profilaxia de dose única para todos os doentes submetidos a cirurgia do trato biliar era aconselhável do que adotar uma política de cobertura de dose única apenas para casos de alto risco.

O risco de infeção com uma dose única de profilaxia não diferiu significativamente do observado com regimes de doses múltiplas. No presente estudo, uma dose única administrada por via parentérica antes da indução da anestesia demonstrou resultados eficazes em termos de prevenção da infeção do local cirúrgico. Os resultados dos estudos de Ambrose NS et al,[46] Edward GF et al,[47] Yasuki U et al[53] e Lippert H et al[21] favorecem a profilaxia pré-operatória de dose única, na prevenção de infecções do local cirúrgico. Os trabalhos de Van Dijk et al[40] e Vuorisalo S et al,[41] não aconselham a administração de doses adicionais durante a cirurgia, porque descobriram que, em comparação com voluntários saudáveis, os doentes submetidos a cirurgia têm uma depuração mais lenta do fármaco no sangue.

Devido à mudança contínua dos padrões de resistência antimicrobiana, têm sido utilizados vários regimes diferentes ao longo do tempo. Até à data, só conseguimos localizar dois estudos que compararam a eficácia do ampicilina-sulbactam com a cefuroxima na prevenção de infecções do local da cirurgia. Um estudo realizado por Girotto M et al,[66] , concluiu que a cefuroxima e a ampicilina-sulbactam são igualmente eficazes como antibióticos profilácticos na cirurgia cardiovascular. No entanto, cinco falhas profilácticas observadas no grupo da cefuroxima não foram consideradas estatisticamente significativas. Pelo contrário, Dervisoglou A et al[44] observaram uma diferença estatisticamente significativa na eficácia destes dois grupos no seu estudo, ao comparar o seu efeito na prevenção da infeção do local cirúrgico, em colecistectomia electiva. No entanto, o estudo centrou-se no efeito de um regime profilático adequado contra espécies de enterococos, que é prevalente na sua região, no desenvolvimento de infeção do local cirúrgico, mostrando uma melhor eficácia da ampicilina-sulbactam na prevenção da infeção da ferida causada por enterococos. Por outro lado, não foram encontradas diferenças significativas entre os dois grupos para outros agentes patogénicos. Assim, o seu estudo confirmou um papel protetor da ampicilina-sulbactam em ambientes onde existe uma elevada prevalência de enterococos. Isto indica uma eficácia semelhante destes dois regimes relativamente a agentes patogénicos não enterocócicos.

A co-morbilidade na altura da operação é o preditor mais significativo de infeção da ferida, para além da classe da ferida e da duração da cirurgia. No nosso estudo, os doentes foram classificados de acordo com a sua classificação ASA. Dos 200 doentes, 132 (61%) foram classificados com a classificação ASA 1 e 68 (39%) com a classificação ASA 2. O grupo da ampicilina-sulbactam incluía 67% de doentes com classificação ASA 1 e 33% com classificação ASA 2, ao passo que no grupo da cefuroxima, 65% incluíam classificação ASA 1 e 35% classificação ASA 2 (tabela 4). Assim, a distribuição dos doentes entre os dois grupos de acordo com a classificação ASA foi comparável. A classificação ASA 2 incluía doentes com condições que implicavam um risco elevado de desenvolvimento de infeção da ferida pós-operatória. Das 37 infecções de feridas, 27,9% foram observadas em doentes com classificação ASA 2, contra 13,6% em doentes com classificação ASA 1, o que foi significativo, com p=0,014 (tabela 6). Quando se comparam os resultados nos dois grupos, foram detectados 18,2% no grupo da ampicilina-sulbactam e 37,1% no grupo da cefuroxima, o que foi altamente significativo, com p<0,05 (tabela 7), indicando uma menor eficácia da cefuroxima na prevenção de infecções do local da cirurgia em doentes com co-morbilidade. Woodfield JC et al,[67] , no seu estudo, encontraram uma forte associação entre a classificação ASA do estado físico e a infeção da ferida e referiram que a classificação ASA do estado físico pode ser uma medida indireta eficaz da defesa do hospedeiro contra a infeção. Assim, quando foram utilizados antibióticos profilácticos eficazes, a classificação ASA do estado físico foi o fator de previsão mais significativo da infeção da ferida. O estudo realizado por Dervisoglou A et al[44] referiu que um número significativo de doentes de alto risco desenvolveu infeção da ferida. Este facto está em conformidade com o nosso estudo. O estudo de Morris DL et al[68] também favorece a utilização de ampicilina-sulbactam em vez de cefalosporina em doentes de alto risco. O número significativamente mais elevado de infecções no grupo da cefuroxima em comparação com o da ampicilina-sulbactam em doentes de alto risco no nosso estudo indica que a ampicilina-sulbactam proporciona uma melhor cobertura aos doentes com morbilidade coexistente.

A duração da cirurgia está positivamente associada ao risco de infeção da ferida. A duração média da cirurgia em todos os doentes no grupo da ampicilina-sulbactam foi de 51,7 ±9,8 versus 53,4 ±11,0 no grupo da cefuroxima (tabela 8). A duração da cirurgia nos doentes que desenvolveram infeção foi de 50,4 ± 8,4 versus 53,0 ± 10,8 nos doentes que não desenvolveram infeção (tabela 9). Além disso, a duração média da cirurgia nos doentes infectados entre os dois grupos foi de 48,0 ± 10,3 no grupo da ampicilina-sulbactam versus 52,0 ± 7,3 no grupo da cefuroxima (tabela 10), mostrando uma maior duração da cirurgia neste último grupo. No entanto, a diferença não foi estatisticamente significativa. Por conseguinte, não foi encontrada qualquer correlação entre a duração da cirurgia e o desenvolvimento de infeção da ferida. Este facto pode ser explicado com base no estudo realizado por Culver DH et al[33] , que referiu que as operações que duraram mais do que o percentil 75th para o procedimento foram classificadas como prolongadas e apresentavam um risco mais elevado de desenvolver infeção da ferida cirúrgica. Os pontos de corte da duração da cirurgia variam consoante o tipo de procedimento operatório. O risco de infeção só aumentará se esses pontos de corte forem ultrapassados. Como a duração média da cirurgia no nosso estudo foi inferior a 75th percentil, que é de duas horas para colecistectomia, não estamos em posição de comentar a associação entre cirurgia prolongada e o desenvolvimento de infecções do local cirúrgico. No entanto, Dervisoglou A[44] et al notaram um maior desenvolvimento de infeção da ferida em doentes que tiveram uma duração significativamente mais longa da cirurgia: 78,9 ± 25,9 versus 43,7 ± 12,8 minutos com $p < 0,01$.

O tempo médio de internamento hospitalar foi de 5,57 ± 1,32 dias no grupo da ampicilina-sulbactam contra 5,50 ± 1,42 no grupo da cefuroxima, com um tempo médio de internamento para colecistectomia aberta nos dois grupos de 5,94 ± 0,80 e 5,95 ± 0,85 e para laparoscópica de 2,55 ±

0,52 e 2,21 ± 0,45 (tabela 11).

As culturas biliares intra-operatórias revelaram um total de 20 resultados positivos (10%), com uma predominância de E. coli e Klebsiella em ambos os grupos de estudo. A estes seguiram-se pseudomonas, estreptococos não hemolíticos e citrobacter. Todos estes organismos foram considerados sensíveis a ambos os grupos de antibióticos, exceto citrobacter e pseudomonas (apenas para a cefuroxima) (tabelas 12 e 13). 3 doentes com cultura biliar positiva desenvolveram infeção da ferida com o mesmo organismo que foi observado na sua cultura biliar (tabela 14).

Também foi observada uma menor incidência de culturas biliares positivas por Yaqin H[69] e Sabir O et al.[70] . No entanto, foi registada uma maior incidência de infeção biliar por Sattar I et al.[57] , que apresentaram 36% de culturas biliares positivas no seu estudo. A menor incidência de infeção biliar no nosso estudo pode dever-se à incapacidade de isolar organismos da bílis, uma vez que os organismos podem não persistir numa forma viável na bílis até à cirurgia, que é realizada de forma electiva.

A predominância de E. Coli em culturas biliares também foi registada por Sattar I et al.[57] No entanto, foi registada uma predominância de Klebsiella por Sabir O et al.[70] . Um estudo indiano efectuado por Ballal M et al.[71] registou a predominância de E. coli e Klebsiella entre os anaeróbios. Apenas foi registado um grande aumento na incidência de infeção enterocócica num estudo realizado na Grécia por Dervisoglou A et al,[44] . As diferentes caraterísticas microbiológicas no seu estudo podem ser atribuídas a variações demográficas e regionais totalmente diferentes.

3 (1,5%) doentes com cultura biliar positiva desenvolveram infeção da ferida com o mesmo isolado que foi encontrado na sua bílis (tabela 14). As restantes infecções da ferida foram

diagnosticadas pela presença de culturas positivas da ferida ou pelos sinais e sintomas de infeção da ferida, tal como definido nos critérios para infecções do local da cirurgia.[59] A maioria das infecções da ferida foi diagnosticada por um ou mais sinais e sintomas, sendo o mais comum a febre com inchaço e sensibilidade. Dos 37 doentes com infecções da ferida, 11 foram diagnosticados por culturas positivas da ferida (tabela 15). Sattar I et al,[57] relataram apenas 2% dos doentes com infeção da ferida com isolados semelhantes aos da sua bílis. Willis RG,[48] observou uma correlação apenas em 2 casos entre o organismo da ferida e o da bílis num total de 375 doentes.

Contrariamente a isto, a bacto-bílis intra-operatória foi fortemente associada ao desenvolvimento de infeção do local da cirurgia num estudo realizado por Dervisoglou A et al,[44] e os microrganismos isolados da bílis eram exatamente os mesmos que os recuperados da cultura da ferida ou do pus. Enterococcus foi a espécie predominante no seu estudo. Estas observações podem ser atribuídas à grande incidência de infeção enterocócica nos países ocidentais, especialmente na Grécia, onde este estudo foi realizado. Além disso, a maioria dos doentes neste estudo era de alto risco e, por conseguinte, propensa à colonização por enterococos.

Assim, no nosso estudo, as culturas biliares negativas em doentes com infeção da ferida sugerem provavelmente uma fonte exógena de infeção e que a infeção biliar não aumenta necessariamente o risco de infeção da ferida quando são administrados antibióticos profiláticos.

O presente estudo é reforçado pela elevada percentagem de seguimento, tendo os doentes sido convocados para seguimento no Serviço de Cirurgia para evitar perdas de seguimento. Foi efectuada uma inspeção da ferida e os doentes foram especificamente questionados sobre os sinais e sintomas de infeção do local da cirurgia, a fim de não deixar passar esse evento. Em segundo lugar, o estudo foi aleatório para evitar enviesamentos. Por outro lado, o estudo foi limitado pela falta de um grupo de controlo para comparar o efeito exato da profilaxia antibiótica nas infecções pós-operatórias, o que poderia ter sido conseguido sem antibiótico ou com um grupo placebo e, em segundo lugar, pelo conhecimento pormenorizado das caraterísticas microbiológicas da nossa região. No entanto, é óbvio na tabela 16 que uma dose única de qualquer um dos regimes administrados profilaticamente para colecistectomia electiva fornece uma cobertura antibiótica adequada durante um período de 30 dias. Assim, a partir do presente estudo, é evidente que, para além da técnica cirúrgica adequada, os antimicrobianos profilácticos peri-operatórios parecem desempenhar um papel significativo e, se administrados, ocorrem menos infecções do local da cirurgia.

Capítulo 6

RESUMO E CONCLUSÃO

O presente estudo prospetivo, aleatório, aberto e paralelo foi realizado no Departamento de Farmacologia, Faculdade de Medicina do Governo, Srinagar e no Departamento de Cirurgia do Hospital SMHS (hospital associado da Faculdade de Medicina), para comparar a eficácia profiláctica da dose única parentérica de Cefuroxima em comparação com a dose única parentérica de Ampicilina-Sulbactam em doentes submetidos a colecistectomia electiva. Duzentos dos doentes avaliáveis foram distribuídos aleatoriamente por um dos regimes. Foi administrada uma dose única por via parentérica (intra-venosa) de qualquer um dos regimes antes da indução da anestesia. Os dois grupos foram comparados com base na pontuação ASA, na taxa de desenvolvimento de infeção da ferida, na duração da cirurgia e na estadia no hospital. Os doentes foram acompanhados durante 30 dias e inspeccionados quanto ao desenvolvimento de infeção da ferida. A frequência da infeção biliar e a sensibilidade dos organismos aos fármacos em estudo e a correlação entre a infeção biliar e o risco de infeção da ferida também foram registadas.

O presente estudo permitiu tirar as seguintes conclusões:

- Para além de uma técnica cirúrgica adequada, os antimicrobianos profiláticos peri-operatórios parecem desempenhar um papel significativo e, se forem administrados com febre, ocorrem infecções do local da cirurgia.

- Tanto a Ampicilina-Sulbactam como a Cefuroxima, quando administradas profilaticamente, desempenham um papel significativo na prevenção das infecções do local da cirurgia. No entanto, a Ampicilina-Sulbactam parece ser mais eficaz do que a Cefuroxima para esse efeito.

O risco de infeção da ferida aumenta significativamente com a morbilidade concomitante.

- A ampicilina-sulbactam revela uma melhor eficácia na prevenção de infecções do local da cirurgia em doentes de alto risco, em comparação com a cefuroxima.

-A infeção biliar não aumenta significativamente o risco de infeção do local da cirurgia.

-A duração da cirurgia não aumenta significativamente o risco de ferida infeção.

A conclusão final retirada do presente estudo foi que a Ampicilina-Sulbactam e a Cefuroxima foram igualmente eficazes na prevenção de infecções do local cirúrgico em colecistectomias electivas, mas a Ampicilina-Sulbactam foi melhor do que a Cefuroxima na prevenção de infecções do local cirúrgico em doentes de alto risco. Além disso, concluímos que a infeção biliar não aumenta o risco de infeção da ferida.

BIBLIOGRAFIA

1. Ery DE. Aspectos básicos e problemas gerais das infecções cirúrgicas. Surg Infect 2001; 2 Supl ; S3-4.

2. Vesna M,Ruzica M, Goran M, Ivana B, Dejan N, Bojan M. Antimicrobial prophylaxis in surgical patients. ACTA FAC.MED.NAISS.2003; 20(2): 143-9.

3. Emmerson A M,Enstone JE,Griffin M,Kelsey MC,Symth ET.The second national prevalence survey of infection in hospitals: Overview of the results. J Hosp Infect 1996; 32: 175-90.

4. Woods RK, Dellinger EP. Diretrizes actuais para a profilaxia antibiótica de feridas cirúrgicas.

5. Tornqvist IO, Holm SE, Cars O. Pharmacodynamic effects of sub-inhibitory antibiotic concentration. Scand J Infect Dis 1990; 74: 94-101.

6. Goldmann DA, Weinstein RA, Wenzel RP, Tablan OC, Duma RJ, Gaynes RP. Strategies to prevent and control the emergence and spread of antimicrobial resistant micro-organisms in hospitals. A challenge to hospital leadership. JAMA 1996; 275: 234-40.

7. Jobe BA, Grasley A, Deveney Ke, Deveney CW, Sheppard BC. Clostridium difficile colitis: An increasing hospital acquired illness. Am J Surg 1995; 169:
480-3.

8. Horan TC, Culver DH, Gaynes RP, Jarvis WR, Edwards JR, Reid CR. Nosocomial infection in surgical patients in the United States, January 1986-June 1992. Sistema Nacional de Vigilância das Infecções Nosocomiais (NNIS). Infect Control Hosp Epidemiol 1993; 14: 73-80.

9. Sands K, Vineyard G, Platt R. Surgical site infections occurring after hospital discharge. J Infect Dis 1996; 173: 963-70.

10. Haley RW, Schaberg DR, Crossley KB, Von Allmen SD, McGowan JE Jr. Custos adicionais e

prolongamento da estadia atribuíveis à infeção nosocomial: A prospective inter hospital comparison. Am J Med 1981; 70: 51-8.

11. Gould IM, Jappy B. Trends in hospital antibiotic prescribing after introduction of an antibiotic policy.J Antimicrob Chemother 1996; 38: 895-904.

12. Davey P, Napier A, McMillan J, Ruta D. Audit of antibiotic prophylaxis for surgical patients in three hospital trusts in Tayside. Health Bulletin 1999; 57: 118-27.

13. Baum ML, Anish DS, Chalmers TC, Sacks HS, Smith H, Fagerstrom RM. A survey of clinical trials of antibiotic prophylaxis in colon surgery: evidence against further use of no treatment controls.NEJM 1981; 305: 795-9.

14. Lidwell OM. Ar, antibióticos e sépsis em articulações de substituição. J Hosp Infect 1988; 11: 18-40.

15. Binyon D, Cooke RPD. Políticas restritivas em matéria de antibióticos - até que ponto são eficazes? Hospital Pharmacist 2000; 7: 183-7.

16. Gold HS, Moellering RC. Antimirobial drug resistance. NEJM 1996; 335: 1445-53.

17. Major James M. Feltis Jr., Coronel Harold F. Hamit. Use of prophylactic antimicrobial drugs to prevent post operative wound infections. Am J Surg 1967; 141: 867-70.

18. Classen DC, Evans RS, Pestonik SL, Horn SD, Menlove RL, Burke JP. The timing of prophylactic administration and the risk of surgical wound infection. NEJM 1992; 326: 281-6.

19. Tocchi A, Lepre L, Costa G, Liotta G, Mazzoni G, Maggiolini F. The need for antibiotic prophylaxis in elective laparoscopic cholecystectomy: a prospective randomized study. Arch Surg 2000; 135: 67-70.

20. Dobay KJ, Freier DT, Albear P. The absent role of prophylactic antibiotics in low-risk patients undergoing laparoscopic cholecystectomy. Am Surg 1999.

21. Lippert H, Gastinger G. Anti-microbial prophylaxis in laparoscopic and conventional cholecystectomy. Conclusões de um grande estudo prospetivo multi-

estudo de garantia de qualidade de um centro na Alemanha. Chemotherapy 1998; 44: 335-63.

22. Meijer WS, Schmitz BI, Jeekel J. Meta analysis of randomized,controlled clinical trials of antibiotic prophylaxis in biliary tract surgery. Br J Surg 1990; 77: 282-90.

23. Stone HH, Hooper CA, Kaulb LD. Antibiotic prophylaxis in gastric, biliary and colonic surgery. Ann Surg 1976; 184: 443.

24. Mason GR. Bacteriologia e seleção de antibióticos na cirurgia do trato biliar. Arch Surg 1968; 97: 533-7.

25. Brook I. Aerobic and anaerobic microbiology of biliary tract disease. Journal of clinical microbiology 1989; 27: 2373-5.

26. Barie PS, Nichols RL, Wilson SE. Surgical site infections in the era of antimicrobial resistance (Infecções do sítio cirúrgico na era da resistência antimicrobiana). Actualizações clínicas em doenças infecciosas 2006: 9.

27. Powell LL, Wilson SE. The role of beta-lactam antimicrobials as single agents in treatment of intra-abdominal infection. Surg Infect (Larchmt) 2000; 1: 57-63.

28. William A, Petri J. Pencillins, cephalosporin and other beta-lactam antibiotics in Goodman and Gillman's: The pharmacological basis of therapeutics. Nova Iorque, McGraw-Hill, décima primeira edição, 2006; Capítulo 44, página 1127.

29. Sajek I. The role of beta lactam / beta lactamase inhibitors in surgical infections. Surg Infect 2007;

2 Suppl 1: S23-32

30. Stone HH, Bonnie B, Haney RN, Laura D, Kolb BS, Carol E, Geheber BS, Hooper A. Prophylactic and preventive antibiotic therapy; Timing, Duration and Economics. Ann Surg 1979; 89: 691-8.

31. Burke JF. O período efetivo da ação preventiva dos antibióticos em incisões experimentais e lesões dérmicas. Surg 1961; 50: 161-8.

32. Miles AA, Miles EM, Burke JF. The value and duration of defence reactions of the skin to the primary lodgement of bacteria.Br J Exp Pathol 1957; 38: 79.

33. Culver DH, Horan TC, Gaynes RP, Eykyn SJ, Littler WA, McGowan DA. Surgical wound infection rates by wound class, operative procedure and patient risk index. Sistema nacional de vigilância de infecções nosocomiais. Am J Med 1991; 91: 152-7.

34. Gristina AG, Costerton JW. Aderência bacteriana e o glicocálix e o seu papel na infeção músculo-esquelética. Orthop Clin North Am 1984; 15: 517-35.

35. Sociedade Americana de Anestesiologistas. Nova classificação do estado físico. Anesthesiology 1963; 24: 111.

36. McGowan JE.Cost and benefit in control of nosocomial infection: methods for analysis. Rev Infect Dis 1981; 3: 790-7.

37. Polk HC, Lopez M. Post-operative wound infection: Uma perspetiva dos factores determinantes e da prevenção. Surgery 1969; 66: 97.

38. Dellinger EP, Gross P A, Barrett T L, Krause P J, Martone W J, McGowan JE, Sweet RL, Wenzel RP. Quality standard for antimicrobial prophylaxis in surgical procedures. Clin Infect Dis 1994;

18: 422-7.

39. Hemsell DL .Prophylactic antibiotics in gynaecologic and obstetric surgery (Antibióticos profilácticos em cirurgia ginecológica e obstétrica). Rev Infect Dis 1991; 13(supp 110): Supp 821-41.

40. van Dijk, van Dam MS, Moll FL, de Letter JA, Langemeijer JJ, Kuks PF. The myth of the second prophylactic antibiotic dose in aorto-iliac reconstructions. Eur J Vasc Endovasc Surg 1996; 12: 428-30.

41. Vuorisalo S, Pokela R, Syrjala H. Is single dose prophylaxis sufficient for coronary artery bypass surgery? An analysis of peri and post operative serum cefuroxime and vancomycin levels.J Hosp Infect 1997; 37: 237-47.

42. van Lindert AC, Giltaig AR, Derksen MD, Alsbach GP, Rezenberg-Arska M, Verhoef J. Profilaxia de dose única com penicilinas de largo espetro (Piperacilina e Mezlocilina) em cirurgia oncológica ginecológica, com observação das concentrações no soro e nos tecidos. Eur J Obstet Gynecol Reprod Biol 1990; 36: 137-45.

43. Sue D, Salazar TA, Turley K, Guglielmo BG. Effect of surgical blood loss and volume replacement on antibiotic pharmacokinetics. Ann Thorac Surg 1989; 47: 857-9.

44. Dervisoglou A, Tsiodras S, Kanellakopoulou K, Pinis S, Galanakis N, Pierakakis S, Giannakakis P, Liveranou S, Ntasiou P, Karampali E, Iordanou C, Giamarellou H. The value of Chemoprophylaxis against enterococcus species in elective cholecystectomy. Arch Surg 2006; 141: 1162-1167.

45. Gerald M, Liane S, Dennis R. Cholecystectomy and common bile duct exploration in ACS Surgery Principles and Practice 2005; Chap 21, Sec 5, Page 21.

46. Ambrose NS, Morris DL, Burdon DW, Williams JA, Keighley MRB. Comparação da cobertura antibiótica de dose única selectiva e não selectiva na cirurgia biliar. World Journal of Surgery 1987; 11: 101-4.

47. Edwards GF, Lindsay G, Taylor FW. A bacteriological assessment of ampicillin with sulbactam as antibiotic prophylaxis in patients undergoing biliary tract operations. The West of Scotland Surgical Infection Study. J Hosp Infect 1990; 16: 249-55.

48. Willis RG, Lawson WC, Hoara EM, Kingston RD, Sykes P. Are bile bacteria relevant to septic complications following biliary surgery? Br J Surg 1984; 71: 845-9.

49. Wittman DH, Koltowski P, Oleszkiewicz J, Walker AP. Infectious complications after 1809 biliary tract operations and results of a prospective randomised single-blind study comparing cefoxitin vs. ampicillin +an inhibitor of beta-
lacatamases. Infeção 1990; 18: 41-7.

50. Krajden S, Yaman M, Fuksa M, Langer JC, Rowan J, Vurul CJ, Wooster DL, Deitel M, Borowy ZJ, Smith LC. Piperacillin vs. cefazolin given peri-operatively to high risk patients who undergo open cholecystectomy: A double-blind randomised trial. Can J Surg 1993; 36: 245-50.

51. Zuccarini F, Bottegoni G, Leombruni E, Filippini A, Bastonno O, Costantini D, Picardi N. Significance of antibiotic prophylaxis in infection prevention in biliary surgery. Experiência pessoal. Ann Ital Chir 1995; 66: 665-9.

52. Agrawal C S, Sehgal R, Singh R K, Gupta A K. Antibiotic prophylaxis in elective cholecystectomy: a randomised, double blinded study comparing ciprofloxacin and cefuroxime. Indian J Physiol Pharmacol. 1999; 43(4): 501-504.

53. Yasuki U, Yuichi I, Yukio N, Hitoshi Y, Masahiko O, Satoko N, Katsayuki H, Susumu K, Yogi Y. Prevenção da infeção pós-operatória após colecistectomia laparoscópica. Comparação entre

a administração de dose única e de dose de dois dias de profilaxia antibiótica. Jornal Japonês de Cirurgia Gastroenterológica 2000; 33: 1880-4.

54. Orozco H, Sifuentes J, Chan C, Medina FH, Vargas VF, Prado F, Arch J.A. Comparison of ceftibuten vs. amoxicillin/clavulanic acid as antibiotic prophylaxis in cholecystectomy and/or biliary tract surgery. J Gastro-intest Surg 2000; 4: 606-10.

55. Tonelli F, Mazzei T, Novelli A, Mazzoni P, Ficari F. Amoxicilina/ácido clavulânico vs. cefotaxima para profilaxia antimicrobiana em cirurgia abdominal; um ensaio aleatório. J Chemother 2002; 14: 366-72.

56. Falagas ME, Matthaiou DK, Karveli EA, Peppas G. Meta-analysis: Randomised controlled trials of clindamycin/amino-glycoside vs beta-lactam monotherapy for the treatment of intra-abdominal infections. Alimentary Pharmacology and Therapeutics 2007; 25: 537-56.

57. Sattar I, Aziz A, Rasul S, Mehmood Z, Khan. Frequency of infection in cholelithiasis. JCPSP 2007; 17: 48-50.

58. Weber WP, Marti WR, Zwahlen M, Misteli H, Rosenthal R, Reck S, Fueglistaler P, Bolli M, Trampuz A, Oertli D, Widmer AF. The timing of surgical anti-microbial prophylaxis. Ann Surg 2008; 247: 918-26.

59. Horan TC, Gaynes RP, Marton WG, Jarvis WR, Emori TG. CDC definitions nosocomial surgical site infections, 1992: Uma modificação das definições do CDC de infecções de feridas cirúrgicas. Infect Control Hosp Epidemiol 1992; 13: 606-8.

60. Biliary tract in: Kirk RM. General surgical operations.3rd Ed. Londres: Churchill Livingstone, 1994:319.

61. Khuroo MS, Mahajan R, Zargar SA, Javed G, Sapru S. Prevalance of biliary tract disease in India: A sonographic study in adult population in Kashmir. Gut 1989; 30: 201-5.

62. Lazcano E C, Miquel J F, Munoz N, Herrero R, Ferrecio C, Wistuba. Epidemiologia e patologia molecular do cancro da vesícula biliar. CA Cancer J Clin 2001; 5: 349-364.

63. Rodriguez MD, Arenas MS, Cuadros MM, Gallego GM. Infecções nosocomiais em pacientes cirúrgicos: Comparação de duas medidas de risco intrínseco do paciente. Infect Control Hosp Epidemiol 1997; 18: 19-23.

64. Owens CD, Stoessel K. Surgical site infections: Epidemiologia, microbiologia e prevenção. J Hosp Infect 2008; 70 Suppl 2: 3-10.

65. Barie P S, Eachempati S R. Surgical site infections. Surg Clin North Am. 2005; 85(6): 1115-35.

66. Girotto M, Comoglio C, Donegani E, Di Summa M. Antibiotic prophylaxis in cardiovascular surgery: comparison of Sulbactam-ampicillin and Cefuroxime. Riv Eur Sci Med Farmacol 1993; 15(1): 43-46.

67. Woodfield J C, Beshay N M, Pettigrew R A, Plank L D, Rij A M. American Society of Anaesthesiologists classification of physical status as a predictor of wound infection. ANZ Journal of Surgery 2007; 77(9): 738-741.

68. Morris D L, Jones J A, Harrison J D, Andrews G I, Phillips R J, Slack R C. Randomised study of prophylactic parenteral Sulbactam/Ampicillin and Cefazolin in biliary surgery: significant benefit in jaundiced patients. J Hosp Infect 1989; 13(3): 261-266.

69. Yaqin H, Sultan G. Results of culture of gall bladder, bile and gall stones (Resultados da cultura da vesícula biliar, bílis e cálculos biliares). J Pak Med Assoc 1978; 28: 31-32.

70. Sabir O. Infected bile in gall bladder in cholelithiasis (dissertação) Karachi: College of Physicians and surgeon Pakistan 1998.

71. Ballal M. Bacteriological spectrum of cholecystitis and its anti biogram. Indian J Med Microbiol 2001; 19: 212-214.

PROFORMA

Nome — Idade / Sexo

Parentesco — Endereço

N.º MRD — Número de contacto

D.O.A. — D.O.S. — D.O.D.

Exame físico geral

Impulso — B.P. — Taxa respiratória — Temp.

Icterus — Palidez — Cianose — LAP

Edema do pé — Outros resultados

Exame sistémico

Peito — CVS

Abdómen

Investigações

CBC — Sr. Ureia / Creatinina

LFT — Açúcar no sangue

RXC — ECG

Sistema Hepatobiliar USG

Profilaxia pré-operatória

Inj. Cefuroxima

Inj. Ampicilina / Sulbactum

Pontuação ASA

Peri-operatório

Bílis para a cultura

Organismo encontrado

Sensibilidade aos antibióticos em estudo

	C	A / S

Duração da cirurgia

Acompanhamento pós-operatório e monitorização laboratorial clínica da SSI

Superficial SSI	One Week	15 Days	30 Days
Purulent Drainage from SSI			
Org found on culture			
S/S of SSI Pain Tenderness swelling redness heat			
Diag. of SSI by Surgeon or Physician			

Deep Incisional SSI	One Week	15 Days	30 Days
Purulent Drainage from DSI			
Spont. Dehiscence or deliberate opening of wound			
Abscess found on exam or on HPE			
Ding. of DSI by Surgeon or Physician			

SSI	One Week	15 Days	30 Days
Purulent Drainage from SSI			
Org found on culture			
S/S of SSI Pain Tenderness swelling redness heat			
Diag. of SSI by Surgeon or Physician			

Organ / Space SSI	One Week	15 Days	30 Days
Purulent Drainage from Drain placed in organ/space			
Org. found from culture of fluid or tissue			
Abscess in org. / space found on direct examination or on HPE			
Diag. of org/space SSI by surgeon or physician			

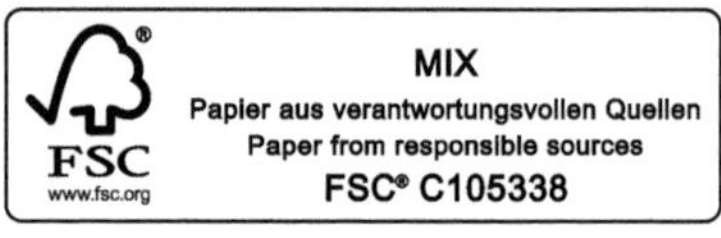

Printed by Books on Demand GmbH, Norderstedt / Germany